新版
からだを
冷やさない、
まいにちのおやつ。

JN258213

マイナビ

「夏も冬も、いつでも、どこでも……。
体、冷えていませんか？」

冬の寒さで、夏のクーラーで、手足の冷えにまいってしまった、体の冷えが原因で体調をくずしてしまった、体の冷えをなんとかしたい！……。そんなことをよく耳にするようになりました。

「冷えは万病のもと」とはよくいったもので、体が冷えると血の巡りが悪くなり、代謝が落ちてしまいます。また、自分では体の冷えが原因と気づいていない症状も、実は体を温めると解消したりすることもあります。たとえば、頭痛、イライラ、疲れ、生理痛、などなど。

この本は、わたしたちが大好きなおやつのレシピブックです。ただ、いつもと違うのは、体を冷やさないように気をつけていること。

暑い夏に、ほてった体の熱を取りながらも、決して体を冷やしすぎないおやつに、冷えきった冬の体を芯から温めるおやつ、などなど。

けれども、いつもと同じなのは、どれもとびっきりおいしくて、いつものキッチンで手軽に作れる（！）ということです。作っていくうちに、最初は「体にいいから食べたい」と思っていたことが、だんだん「おいしいから食べたい」と変わっていくことに気づいてもらえると思います。

おやつを作ってもらったのは、ふだんから冷えに気をつけている方々。だから、冷えについていつもやっていることや工夫、これまでの経験も聞いてきました。

体の冷えに悩んでいる方、冷えについてあれこれ努力している方はもちろん、体は冷えていないけれどおやつが好きな方（でも実は冷えているかも!?）のおやつの時間とまいにちの暮らしが、今までよりももっといきいきと、楽しくなれば幸いです。

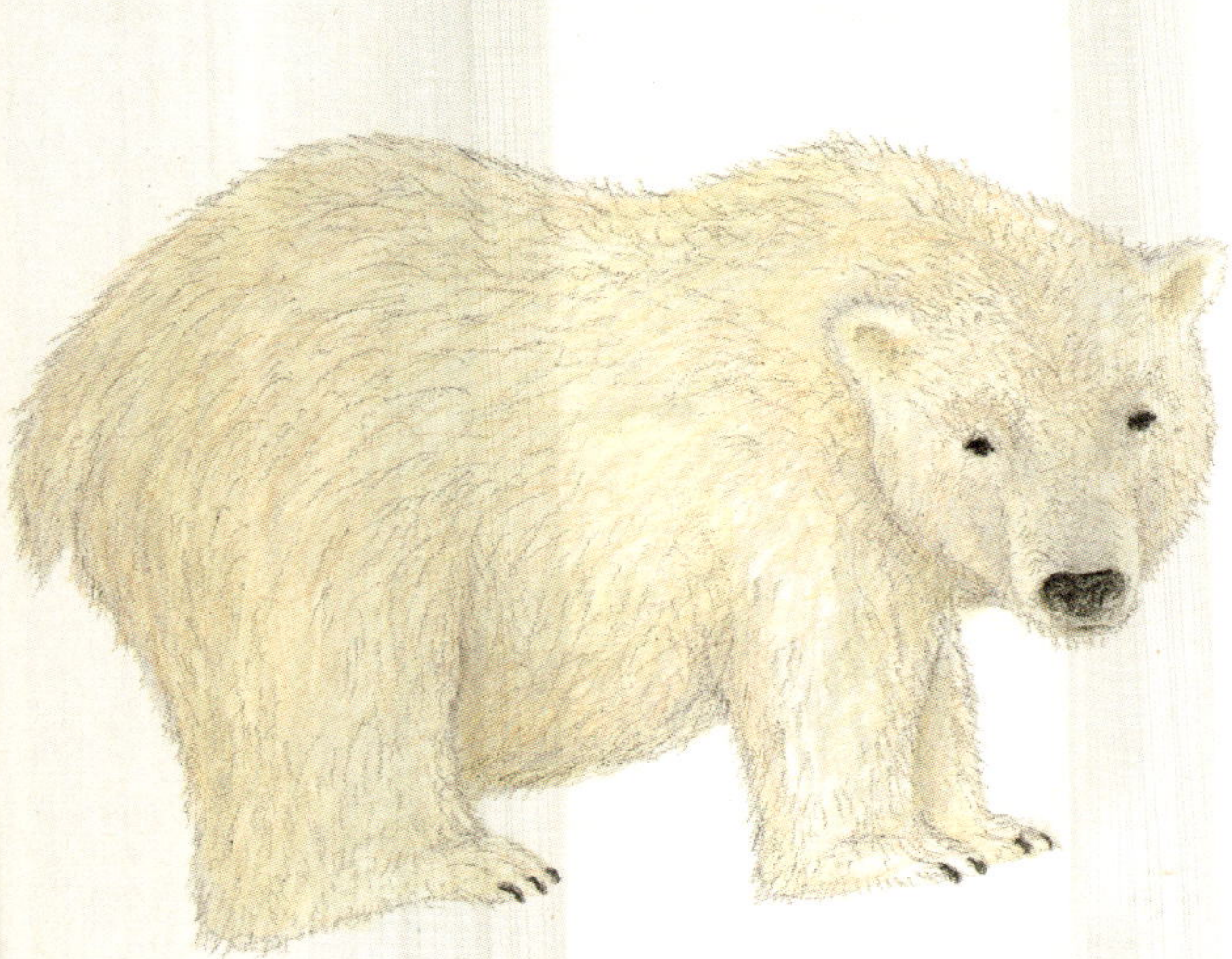

目次

レシピのルール

・豆乳は無調整のものを使用しています。
・卵はM寸を使用しています。
・植物油と記載があるものは、お手持ちの植物油で構いませんが、冷えには大豆油がおすすめです。菜種油と書いてあるレシピは、ほかの植物油でも作れますが、味わいが変わるためにあえて菜種油と表記しています。
・しょうがやレモンなど、皮付きのまま使用するレシピの場合は、無農薬栽培のものを使うことをおすすめします。
・ドライフルーツは、オイルコートなしのものをおすすめしますが、オイルコートがされている場合は、一度湯通しをしてから使ってください。
・オーブンは焼き上げる温度にあらかじめ予熱してから使います。
・オーブンやオーブントースターの焼き時間は目安です。機種や熱源によっても違いますので注意してください。オーブンについては、電気オーブンを使った場合の目安を表記しています。
・本書のレシピは、P102～103記載の食材表を参考にレシピを作っていますが、どの食材に関しても食べすぎは冷えの原因です。また、あくまでもおやつなので、適度な量を、おやつが食べたいときに食べてください。

第二章

〝温め食材〟で体を冷やさないおやつ。

第三章

体の冷えについて、もう少し。

おまけのコラム

第一章

みんなの冷えない工夫としょうがおやつ。

普段から体を冷やさないように気を遣っている
料理家の方の暮らしと知恵をちょっと拝見。
ついでに、温め食材ナンバーワン、といっても過言ではない
しょうがを使ったおやつも紹介してもらいました。

体を温めてうれしい以前に、おいしいから、うれしい！
そんなおやつばかりです。
暮らしの知恵を真似しながら、
今日はしょうがおやつをおひとついかがです？

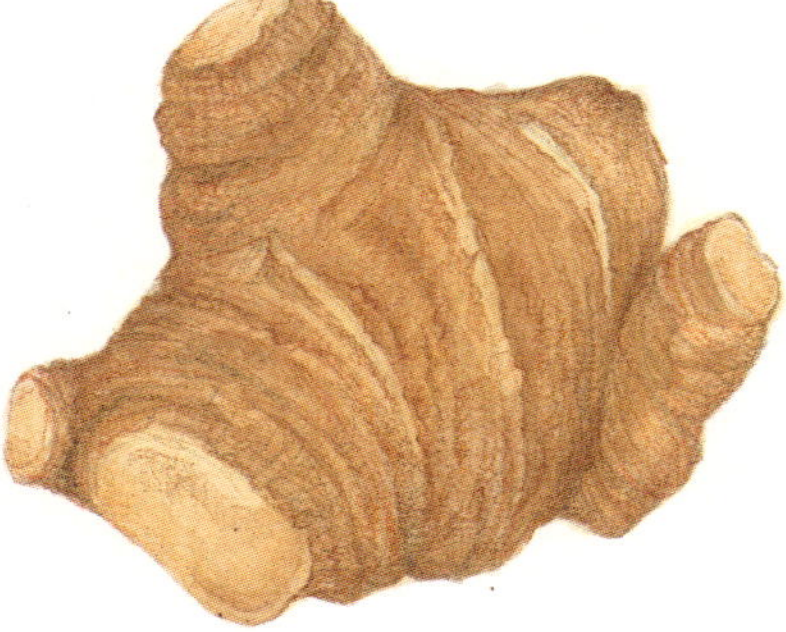

我が家のしょうがシロップ

作り方がかんたんで、お菓子やお料理にアレンジがきくしょうがシロップは、まずはおすすめしたいもの。でも、しょうがシロップといってもひとそれぞれ。そこでここでは、お料理上手のみなさんに我が家のしょうがシロップを紹介してもらいました。そのときの気分でどれにしようか選んだり、この中から自分のお気に入りシロップを見つけたり、はたまた自分のアイディアを加えてみたり……。自由に楽しんでみてください。

日登美さん

日登美さんのシロップは、メープルシロップに千切りのしょうがを漬けるだけ。ドレッシングに使ったり、お菓子の甘みづけに使ったりするそうです。

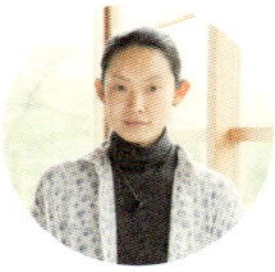

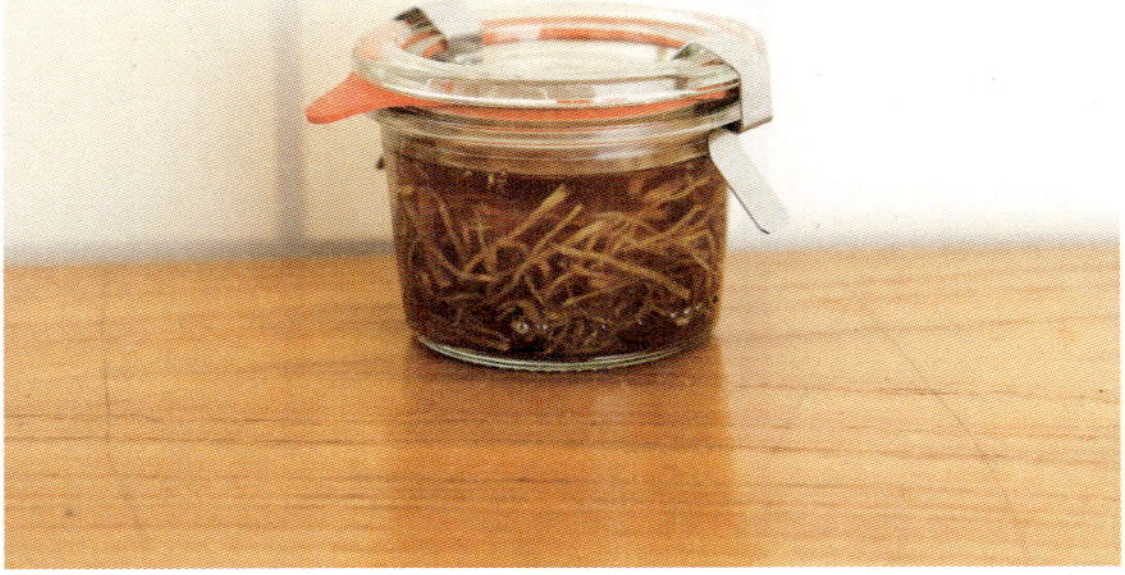

材料（作りやすい分量）
しょうが（皮つきのまま千切り） 1片分
メープルシロップ　適量

作り方
1　保存瓶にしょうがを入れ、かぶるくらいのメープルシロップを注いで1日以上漬ける。

POINT
＊しっかりと消毒をした瓶で密封すれば、冷蔵庫で約2週間保存可能です。
＊だんだんしょうがの味が出てくるので、1日漬けただけのものもおいしいですが、それ以上漬けてもおいしいです。ただし、途中で好みの味になったらしょうがは取り出して。出したしょうがは料理に使えます。
＊サラダのドレッシングに加えたり、お菓子や料理の甘みづけに使ったりするとおいしいです。また、お団子や寒天などにかけてもおいしいです。

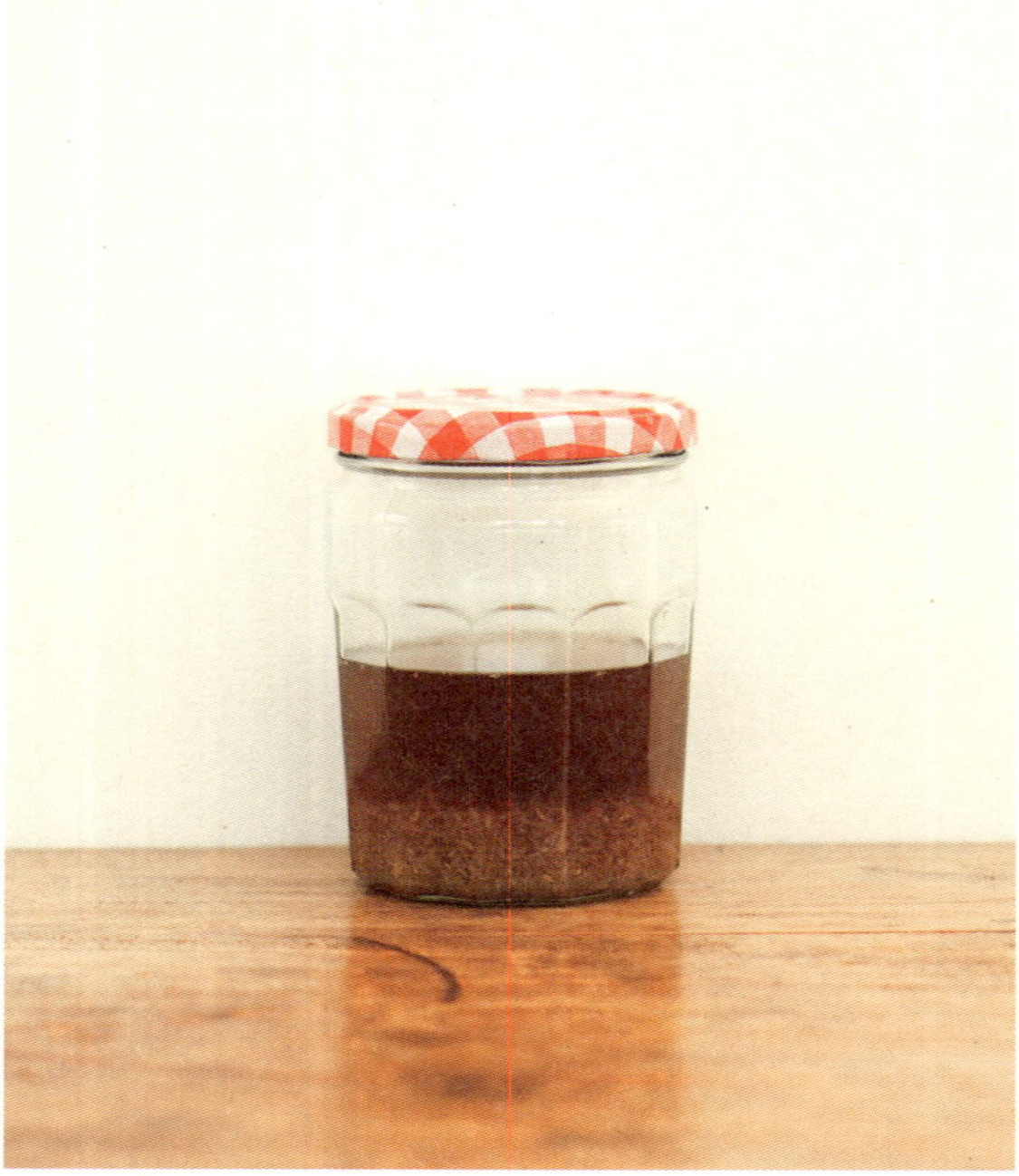

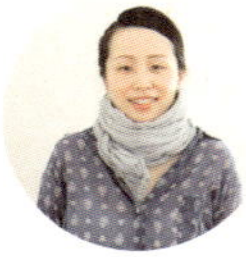

内田真美さん

シロップは作りおきはせず、飲みたいときにこまめに作るという内田さん。しょうがを皮つきですりおろして使用し、温め効果を高めます。

材料（作りやすい分量）
きび砂糖　100g
水　300ml
しょうが（皮つきのまますりおろし）　大さじ2

作り方
1　小鍋にきび砂糖と水を入れて中火にかけ、沸騰したら弱火にし、あくを取りながら完全にきび砂糖が溶けるまで煮る。
2　あくが出なくなったら火からおろし、しょうがを加える。
3　そのまま常温まで冷まして、保存瓶に入れて冷蔵庫で保存する。

POINT
＊糖度が低いさらっとしたタイプなので、保存性は低いです（冷蔵庫で1週間ほど）。
＊水や湯、ソーダで割って飲むとおいしいですが、比較的薄いのでシロップは多めに入れてOK。豆乳ゼリーなどのシロップにしてもおいしいです。

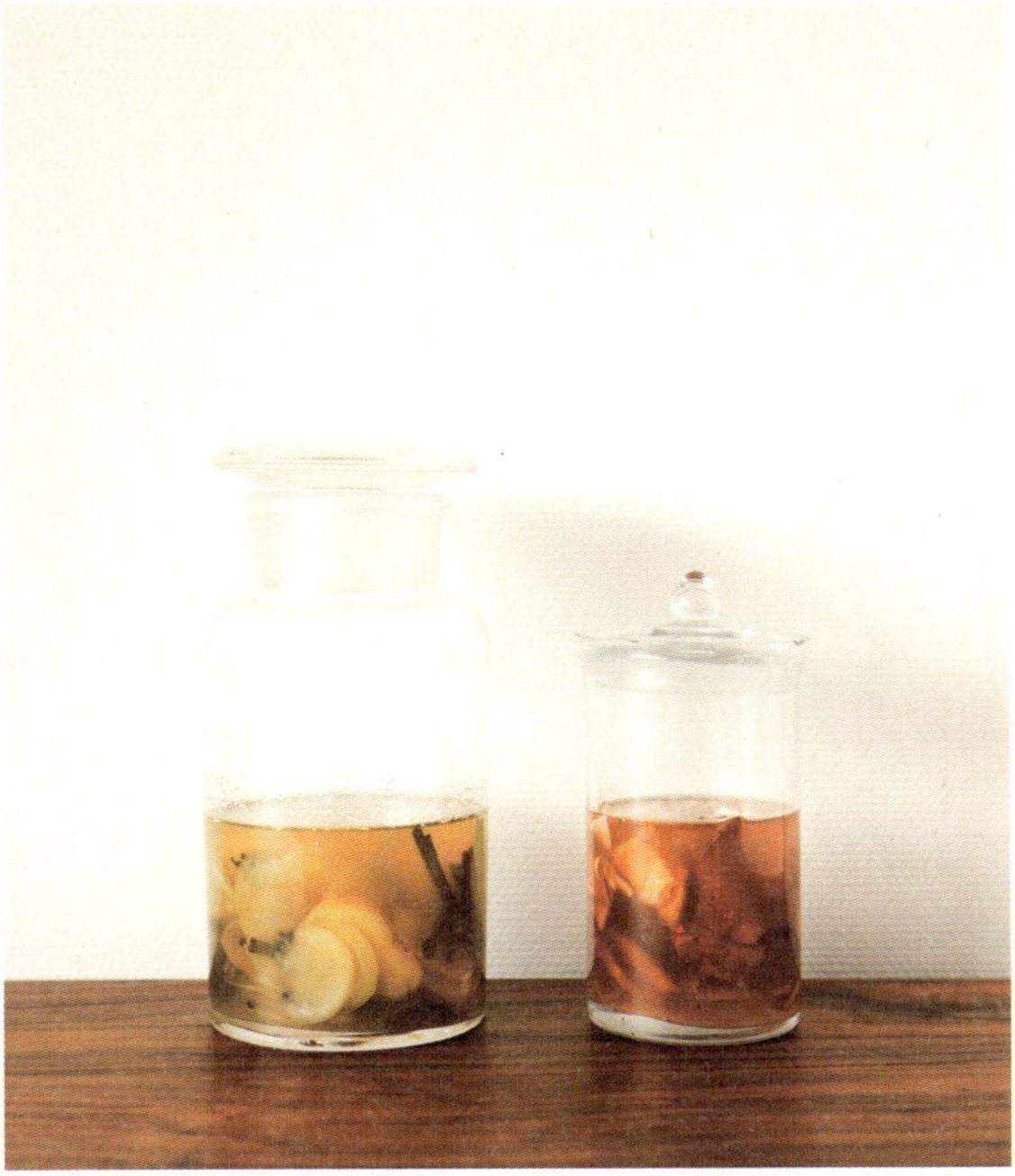

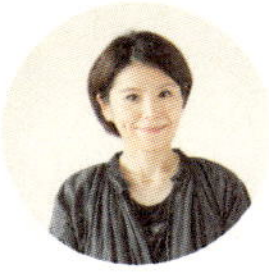

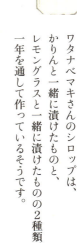

ワタナベマキさん

ワタナベマキさんのシロップは、かりんと一緒に漬けたものと、レモングラスと一緒に漬けたものの2種類。一年を通して作っているそうです。

●しょうがとかりんのシロップ（右）

材料（作りやすい分量）
かりん　1/2個
しょうが（皮つきのまま薄切り）　30g
はちみつ　300ml

作り方
1 かりんはよく洗い、約7〜8mm厚さの薄切りにする。
2 保存瓶に、しょうが、1、はちみつを入れて常温で3カ月以上漬ける。

POINT
＊しっかりと消毒をした瓶で密封すれば、レモングラスは冷蔵庫で約1カ月、かりんは約8カ月保存可能です。
＊水や湯、ソーダで割って飲むとおいしいですが、寒天などのシロップにしたり、料理に使ったりしてもおいしいです。

●しょうがとレモングラスのシロップ（左）

材料（作りやすい分量）
しょうが（皮つきのまま薄切り）　30g
はちみつ　300ml
水　300ml
レモングラス　10g

作り方
1 小鍋に、しょうが、はちみつ、水、半分に切ったレモングラスを入れて中火にかける。
2 煮立ったら弱火にし、約12分煮る。そのまま常温まで冷まして、保存瓶に入れて冷蔵庫で保存する。

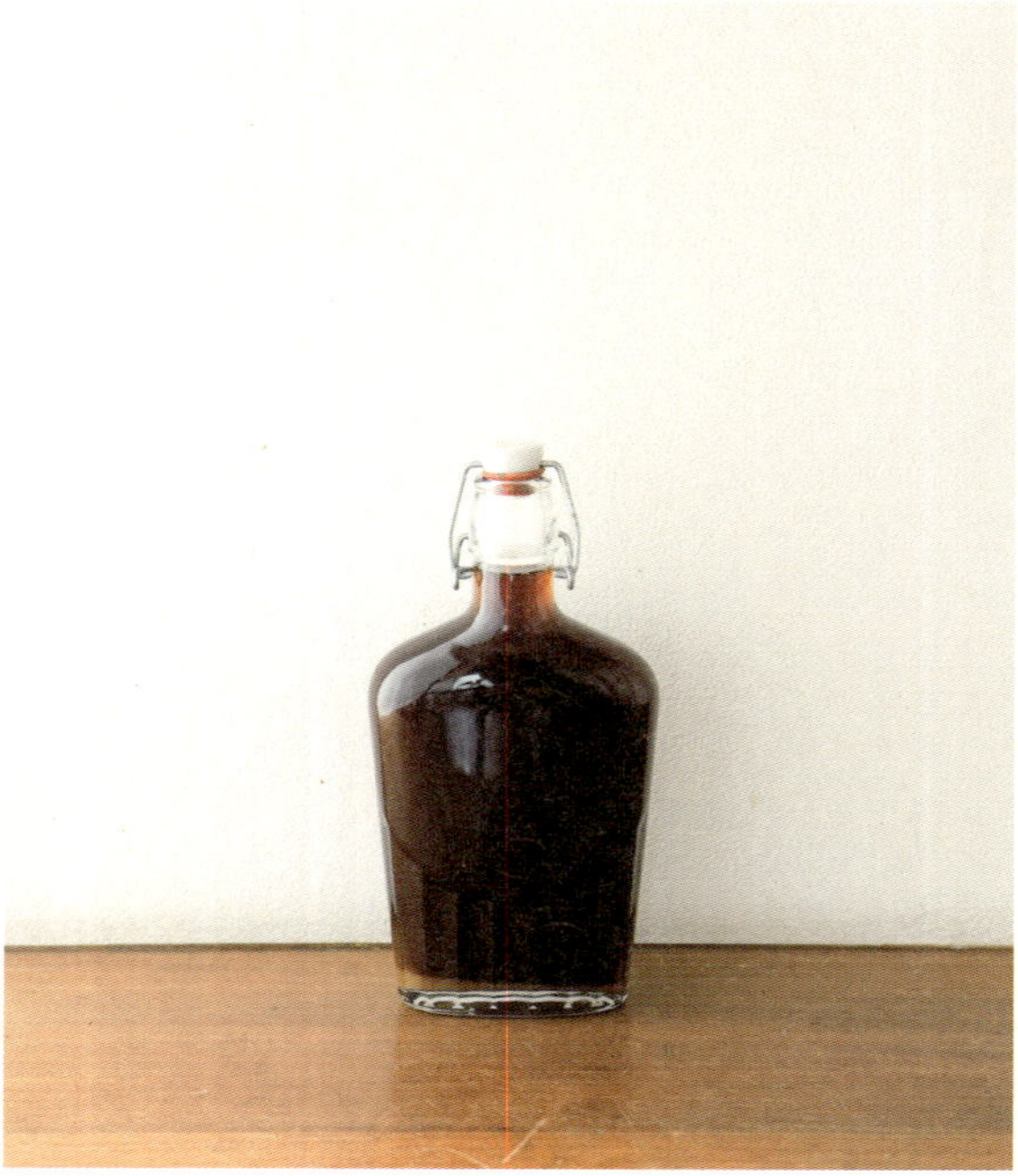

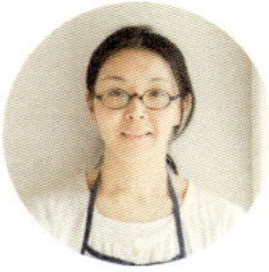

オズボーン未奈子さん

オズボーン未奈子さんのシロップは、しょうがをマイルドに効かせたもの。
季節を問わず、飲みたくなったら作って保存しておくそうです。

材料（作りやすい分量）
しょうが（皮つきのまま薄切り）　２００g
水　７００ml
てんさい糖　２００g
黒糖　50g
塩　ひとつまみ

作り方

1　小鍋にしょうがと水を入れて中火にかけ、沸騰したら弱火にし、5分加熱して火を止める。そのままの状態でひと晩〜1日おく。

2　1をガーゼまたはキッチンペーパーでこす。最後はガーゼ、キッチンペーパーをしっかり絞って液体を最後まで絞り取る。

3　小鍋に2とてんさい糖、黒糖、塩を入れて中火にかけ、沸騰したら弱火にして5分ほど加熱する。そのまま常温まで冷まして、保存瓶に入れて冷蔵庫で保存する。

POINT

＊しっかりと消毒をした瓶で密封すれば、冷蔵庫で3カ月保存可能です。
＊水や湯、ソーダで割って飲むとおいしいですが、チャイに入れたり、紅茶にもよく合います。
＊シリアルに豆乳と一緒にシロップを入れて食べてもおいしいです。
＊マスタードと合わせて、ドレッシングにするのもおすすめです。

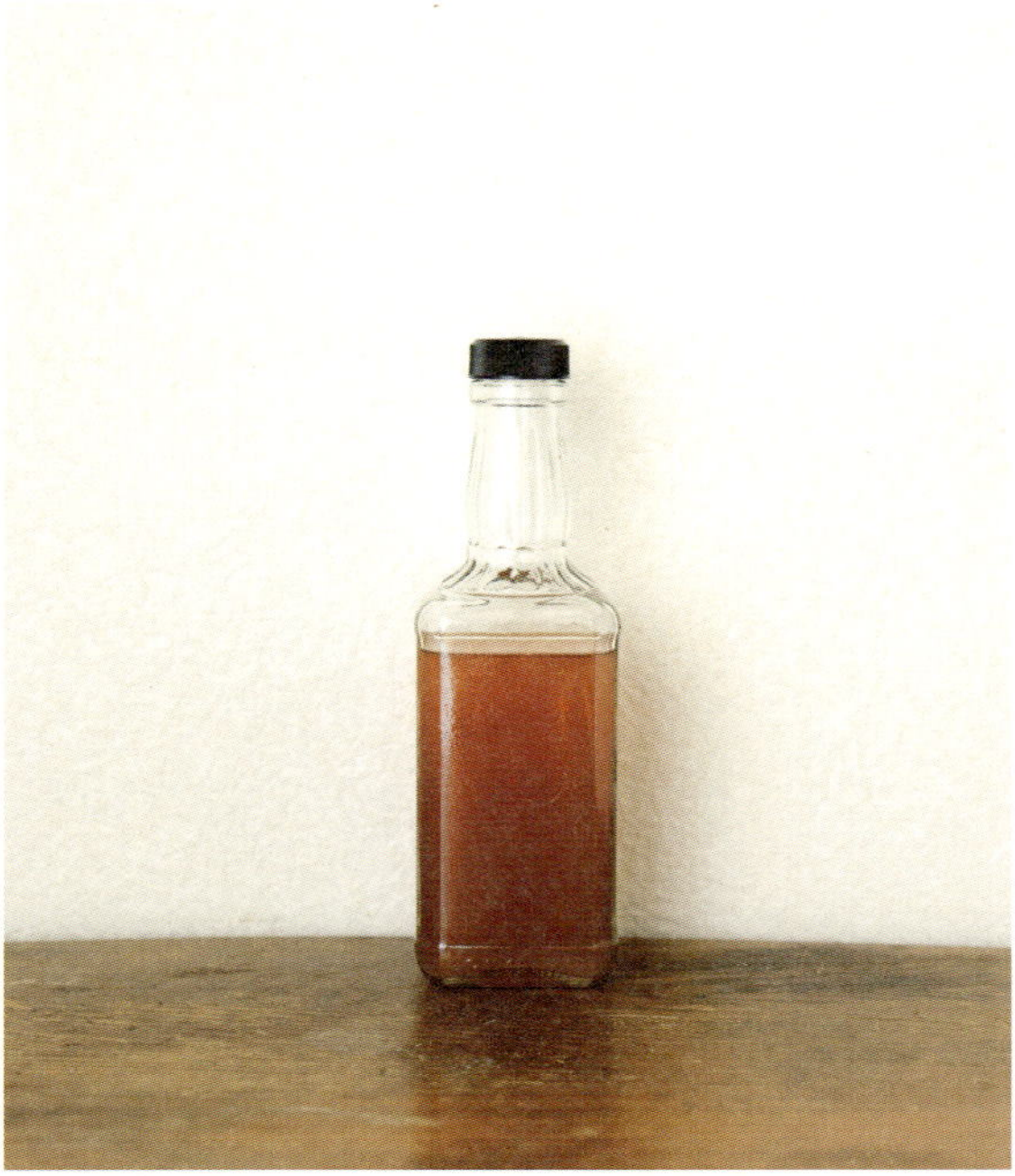

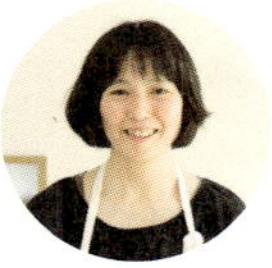

瀬戸口しおりさん

夏に飲むことが多いという瀬戸口さんのシロップは、レモンが入った爽やかな風味が特徴。隠し味の赤唐辛子も、体を温めてくれるシロップです。

材料（作りやすい分量）
レモン　1個
しょうが（皮つきのまま薄切り）　150g
きび砂糖　150g
シナモンスティック　1本
クローブ　3粒
赤唐辛子（種を取り除く）　1本
水　300ml

作り方

1　レモンは、皮の部分を切って5cm角にしたものを2枚用意する。残りは絞っておく。

2　小鍋に1のレモンの皮、しょうが、きび砂糖、シナモンスティック、クローブ、赤唐辛子、水を入れて中火にかける。

3　沸騰する直前に弱火にし、あくが出たら取りながらそのまま約30分煮る。

4　ザルなどでこして熱いうちに1のレモン汁を加える。そのまま常温まで冷まして、保存瓶に入れて冷蔵庫で保存する。

POINT
*しっかりと消毒をした瓶で密封すれば、冷蔵庫で約3週間保存可能です。
*水や湯、ソーダで割って飲むとおいしいです。

冷えない工夫としょうがおやつ

モデル・料理家
日登美さん
子どもと一緒に、歩む日々

食事で体の内側から冷えない工夫を。

東京にほど近い、自然豊かな土地で4人の元気なお子さんと暮らす日登美さん。マクロビオティックや自然療法、シュタイナー教育などを自由に暮らしに取り入れながら、ナチュラルなまいにちを送っています。けれども、お子さんを産む前は、モデルという仕事柄、体は冷えきっていたと話します。

「ファッション誌は、基本的に季節を先取りするものだから、真冬の寒い時期にノースリーブで撮影ということもざら。だから、体を冷やして体調を悪くしていたことはありました。けれども、その当時は冷えについて特別意識したりすることはありませんでしたね」。

その後、日登美さんはマクロビオティックと出会い、食材には季節があり、冷やすもの（陰）、温めるもの（陽）、中間（中庸）という性質に分けられることを知ります。

「うちの子どもは冬でも寒がらないんですね。だから、衣類などを着て外側から冷えないように気をつけるというよりも、食事で調節することがほとんどなのですが、そのときに、学んだマクロビオティックの陰陽の考えが生きています。果物が大好きでよく食べるのですが、生のものは体を冷やすということもマクロビオティックで知ったんです。今はローフードに凝っていて、生の果物をとることもありますが、冬は加熱したり量を少なくしたり、果物でも体を冷やしにくい性質のものを選んだりと工夫しています」。

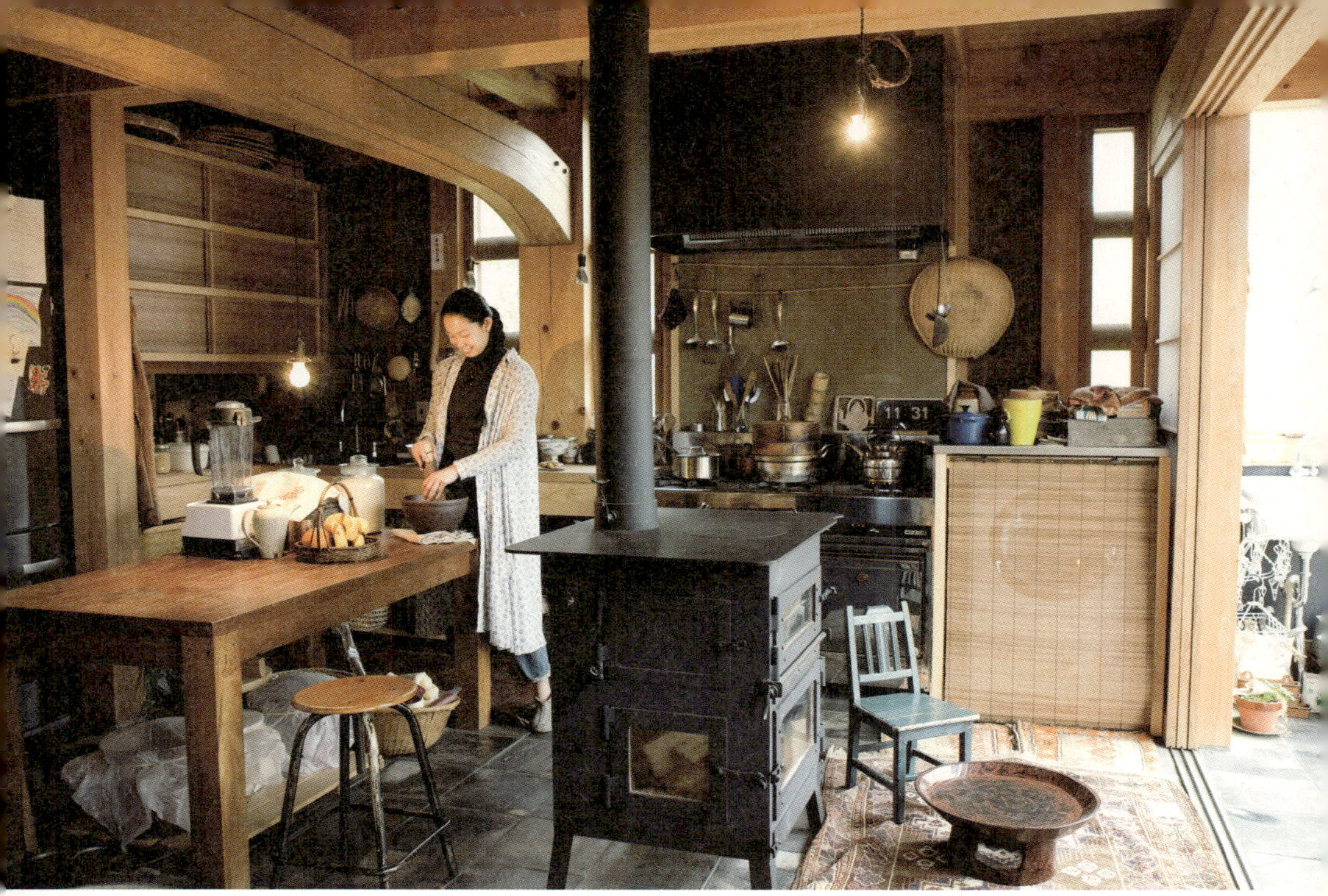

本当に風邪を引かなくなりました。

マクロビオティックや自然療法などを学ぶことによって、体調がよくなり、体の冷えも以前に比べて感じなくなったと話す日登美さん。ここ数年、風邪も引かなくなったといいます。

「体は正直だから、中に溜まっていたものを出すために熱を出すことはあります。けれど風邪には至りません。私の場合は、冷えをなくすために何かを始めたわけではないのですが、マクロビオティックなどを学んで自分の体に耳を傾けることで、結果的に体が冷えなくなったことにつながったのだと思います」。

日登美さんの冷えとり暮らし

- 寒い時期は、生の果物のとり方に注意する。
  （加熱したり、量を少なくしたりなど）
- 寒い時期に、陰性の食事に偏っていると感じたら、陽性の食材を合わせたり、調理法を考える。
- 寒い時期は、しょうがを積極的にとる。
- 暑い時期は、常温のものを飲む。
  （お水は井戸からのくみ上げのもの）
- 暑い時期でも、プールなどで体を冷やすことがあるので、温かい汁物などを飲む。
- 玄米や酵素玄米を食べる。白米を食べるときは、雑穀を組み合わせたりする。
- 足首や腰を冷やさないようにする。
- 寒い時期は、５本指ソックスにレッグウォーマーを重ねて履く。
- 毎朝ヨガで深い呼吸をする。
  （体の内側から温まってエネルギーが湧いてくる）

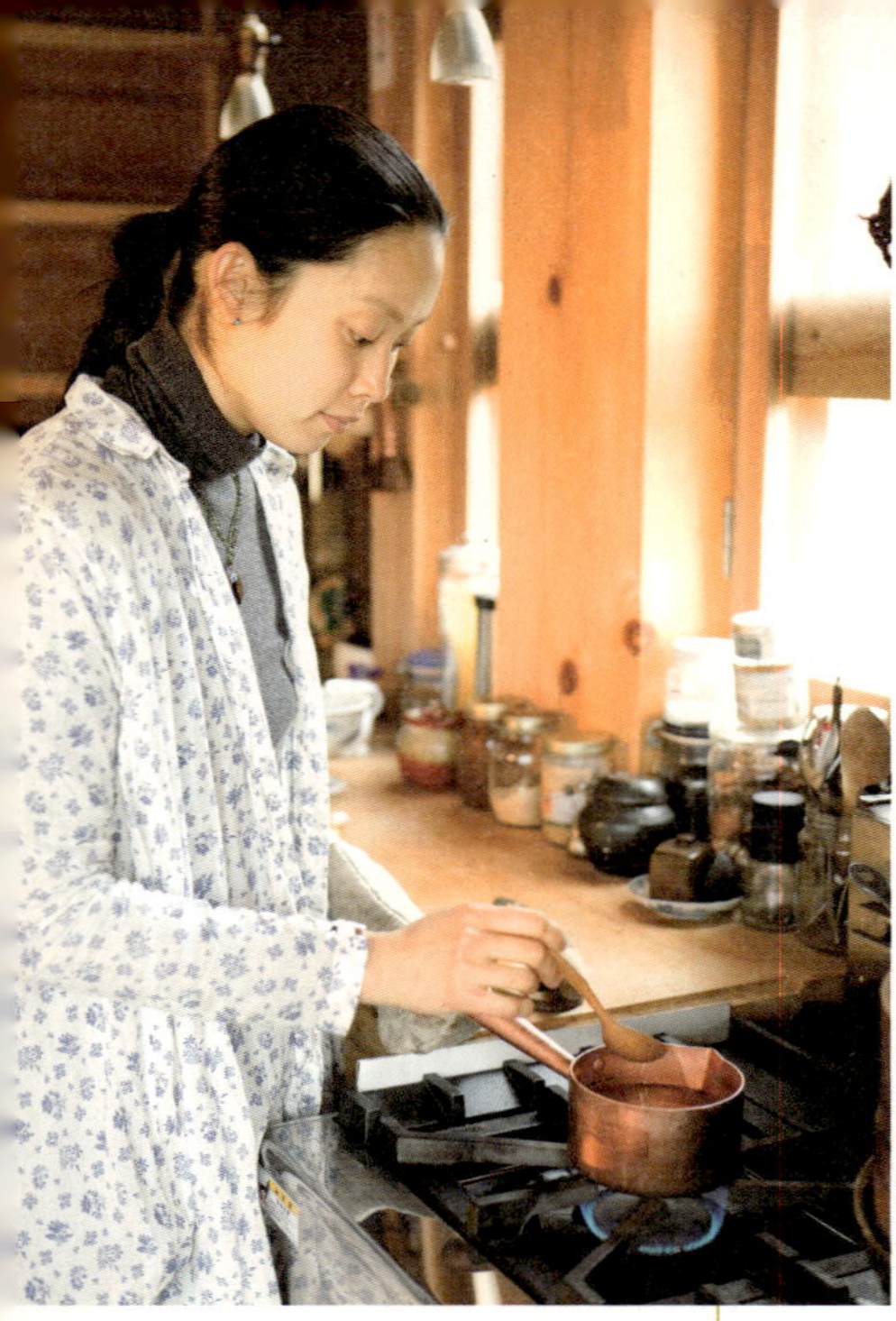

おすすめのしょうがの使い方、いろいろ。

冬の寒い時期は、しょうがを積極的にとると話す日登美さん。おすすめのしょうがの使い方も聞いてみました。

「一番よく作るのは、スライスしたフレッシュなしょうがを煮出したジンジャーティー。子どもは苦手ですが、甘みを加えなくてもおいしいです。レモングラスをプラスしても爽やかでいいですよ。あとは、玄米甘酒としょうがを合わせて飲んだり、濃いめに作ったらお料理のソースにも使えますね。そうそう、あと、食べ方ではないけれど、子どもが体調をくずしたときなんかは、お湯にすりおろしたしょうがを入れ、それに浸したタオルで患部を温める、しょうがシップをしたりもしています。体の中からじんわりと温まってうちの子どもも大好きです」。

家事に子育てに仕事に、大忙しのはずなのに、お話ししてくれる日登美さんから笑みが消えることはありません。そんな日登美さんには、お子さんも大好きなしょうがのおやつを紹介してもらいました。夏の水遊びで体を冷やしたときは、冬の朝食には、などなど、お子さん目線で考えられたレシピは、たっぷりの愛情とやさしさも含まれています。

小鍋に水と皮つきのままスライスしたしょうがを入れて、2〜3分煮出せばジンジャーティーの完成！　本当に手軽に作れるのがいいところです。

ひとみ
モデル・料理家。ファッションモデルとして雑誌・広告などで活躍。その後KI認定マクロビオティックインストラクターの資格を取得し、3男2女の母としてドイツ人の夫と共にブラジルで生活。著書に『日登美の オーガニックな家庭料理』（KTC中央出版）、『ブラジルの我が家』（幻冬舎）など。

一春向け

よもぎ団子のジンジャーメープルシロップがけ

新緑がまぶしい春にいただきたい、
淡い色みのかわいいお団子です。
シロップをたっぷりかけてどうぞ。

作り方

1　団子を作る。すり鉢によもぎを入れ、豆腐も加えてよく混ぜ合わせる。

＊豆腐の水分で白玉粉を練り上げるので、水切りしなくてOKです。今回のものはよもぎは風味づけ程度に使っています。好みで量を調節してください。

2　1に白玉粉を加えて手でよくこねる。

3　鍋にたっぷりの湯を沸かし、沸騰したら2を丸めながら加え、ゆでる。団子が浮き上がって1〜2分ぐらいしたら、冷水に取る。

4　3の水気を切って皿に盛り、ジンジャーメープルシロップをたっぷりとかけていただく。

＊豆腐で白玉粉をこねると、ゆでて時間をおいても硬くならないので作りおきに便利です。

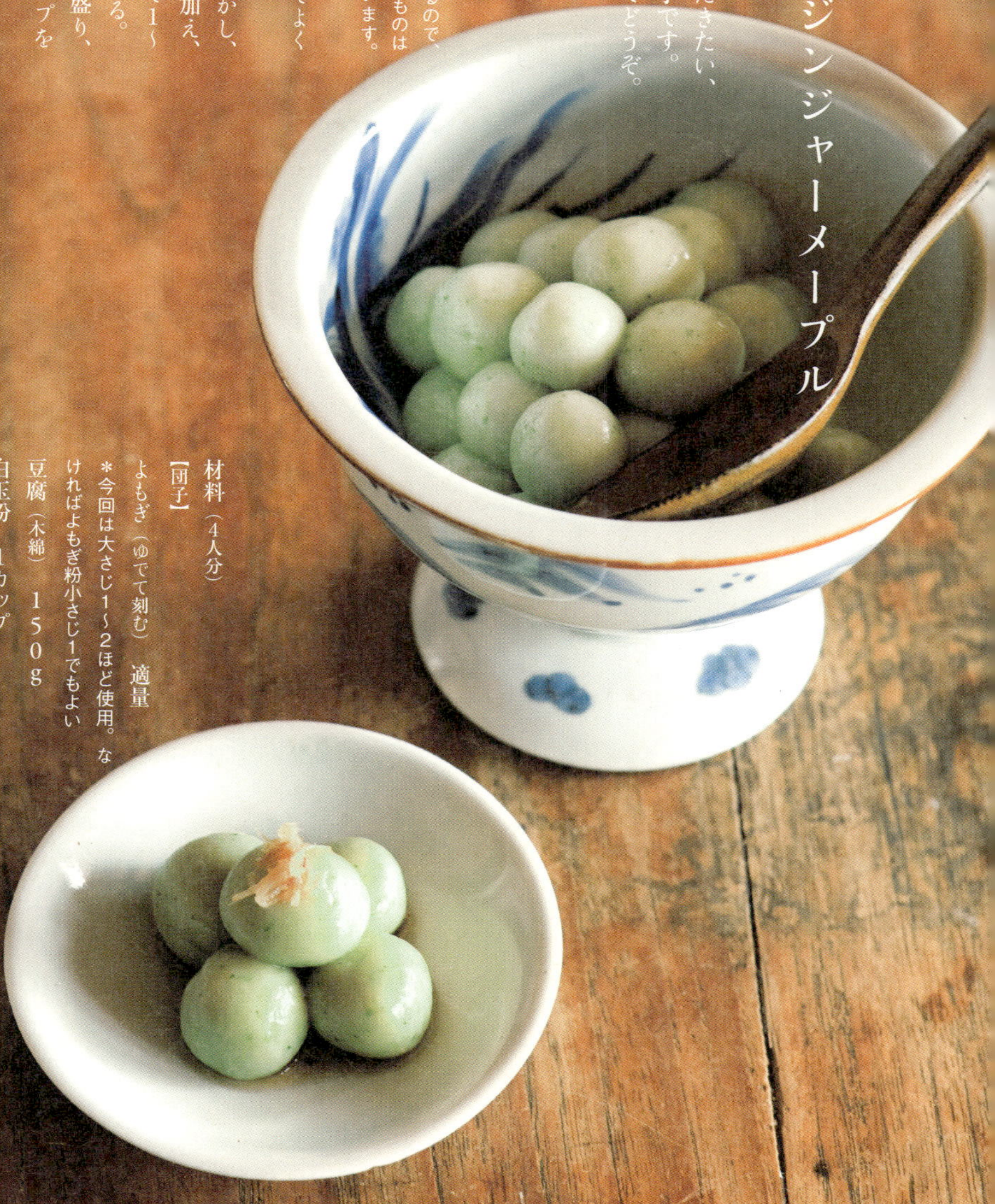

材料（4人分）

【団子】

よもぎ（ゆでて刻む）　適量

＊今回は大さじ1〜2ほど使用。なければよもぎ粉小さじ1でもよい

豆腐（木綿）　150g

白玉粉　1カップ

【ジンジャーメープルシロップ】

P8と同じもの　適量

夏向け

みそとしょうがのスパイシークラッカー

夏でも、プールに行ったり、水遊びをしたりして、体が冷えてしまいがち。

そんなときはすいかや寒天ではなく、少し焼きしめたクラッカーがおすすめです。

夏の体に必要な塩分は、おみそからいただいて。

しょうがとクミン、にんにくの風味が生きた、スパイシーなクラッカーが焼き上がりました。

豆みそを隠し味に加えることで、どことなく和の雰囲気もする深い味わいです。

材料（23×30cmの長方形 1枚分）

全粒粉（薄力タイプ） 2カップ
菜種油 1/4カップ
オリーブオイル 大さじ1

A
豆みそ 大さじ2
しょうが（皮つきのまますりおろし） 小さじ1
クミンパウダー 小さじ1/2
にんにく（すりおろし） 小さじ1/2
水 1/4カップ強

作り方

1 ボウルに全粒粉を入れ、菜種油とオリーブオイルを回しかける。粉に油をすり込むように、両手でこすり合わせる。

2 別のボウルにAを入れてフォークなどでよくかき混ぜる。

3 1に2を一気に入れ、フォークでさっくりと切るように混ぜたら、生地をひとまとめにする。

*水が足りないと感じたら、手早くほんの少しずつ水を加えてください。

4 打ち粉（分量外の薄力粉）をしたオーブンシートに3の生地をのせ、めん棒で約3㎜厚さにのばし、フォークでまんべんなく穴をあける。包丁で好みの大きさのクラッカー状に切り込みを入れる。

5 シートごと天板にのせ、200度に予熱しておいたオーブンに入れる。オーブンに入れたら、温度を180度に下げて25分焼く。

6 粗熱が取れたら切り込みに合わせて手で割る。

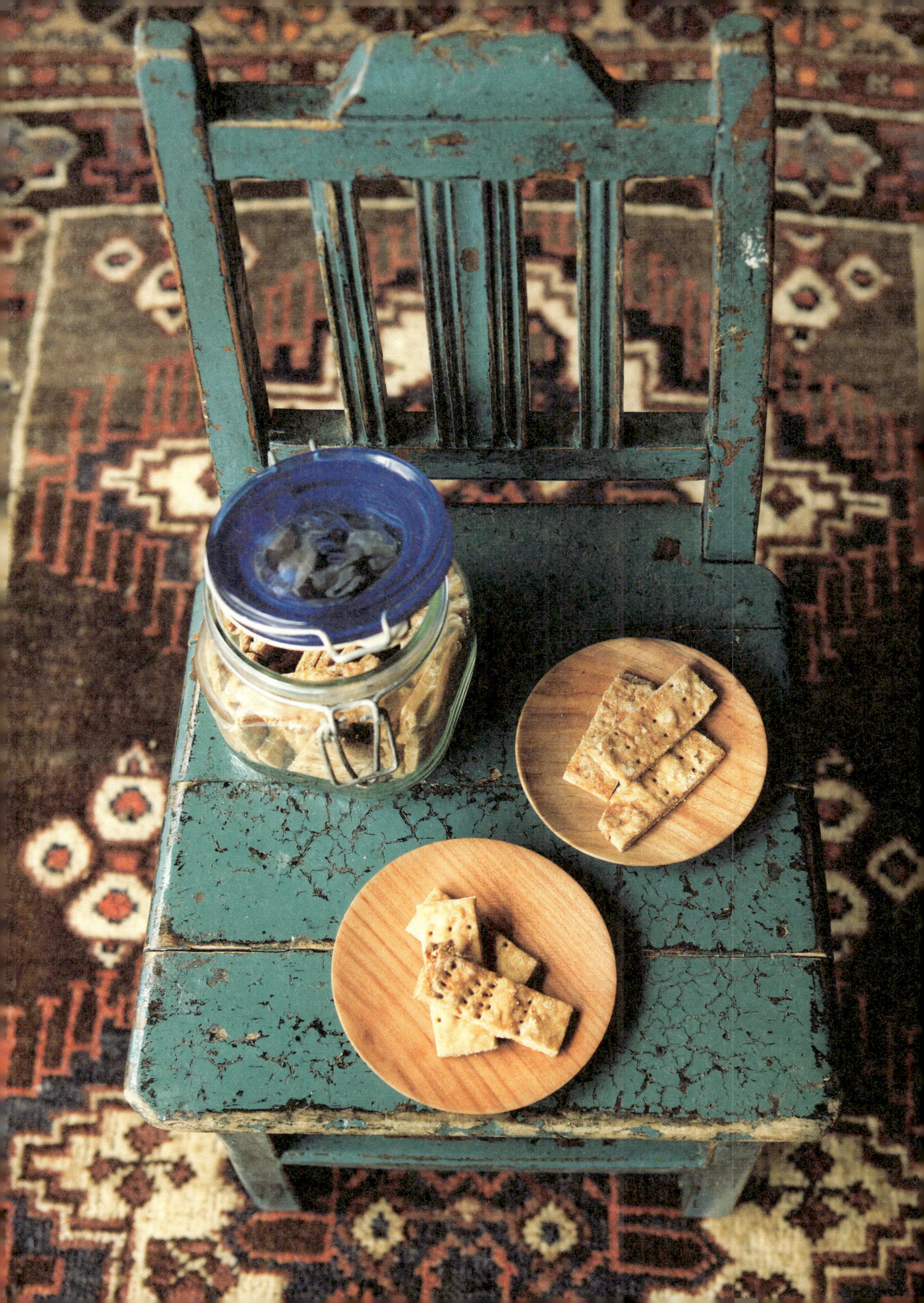

秋冬向け

しょうがとかぼちゃの蒸しケーキ

かぼちゃのやさしい甘みとオレンジジュースの爽やかな風味。ふっくらふわふわに蒸し上がったケーキからはほんのりとしょうがの香りも……。体の負担をより少なくするために、生地に米粉を加えて焼くのではなく、あえて蒸して仕上げましたが実は味も蒸したほうがとってもおいしいのです。

材料（直径21cmの丸型　1台分）

A
- 全粒粉（薄力タイプ）　1カップ
- 米粉　1カップ
- ベーキングパウダー　大さじ1
- 塩　小さじ1/4

B
- 豆乳　3/4カップ
- オレンジジュース　1/4カップ
- メープルシロップ　大さじ3
- 玄米甘酒　1/4カップ
- しょうがの搾り汁　小さじ1

かぼちゃ（皮つきのまま蒸す）　中1/2個
かぼちゃの種　適量

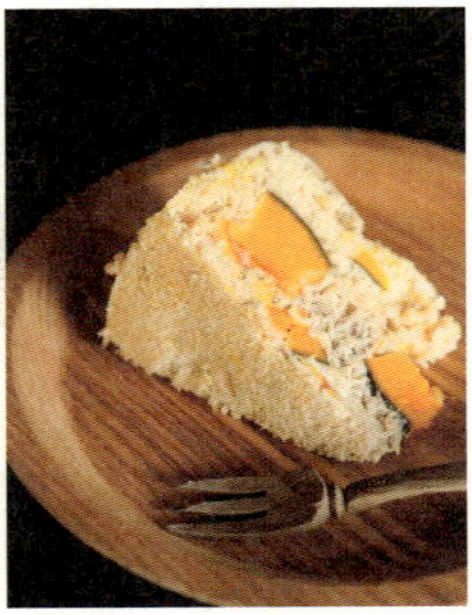

作り方

1　ボウルにAを入れて泡立て器で混ぜる。

2　別のボウルにBを入れて泡立て器でよく混ぜる。

3　蒸したかぼちゃはひと口大に切る。

4　**1**のボウルに**2**を一気に加えて泡立て器で手早く混ぜたら**3**のかぼちゃを加え、ゴムべらに持ちかえてさっくり混ぜ合わせる。

5　植物油（分量外）を薄く塗った型に**4**の生地を流し入れ、かぼちゃの種をトッピングする。蒸気の上がった蒸し器に入れて25〜30分、中心に竹串を刺して何もついてこなくなるまで蒸す。

カットすると、ごろりとかぼちゃがお目見え。ふわふわの生地にほくほくなかぼちゃの食感の違いが楽しいです。

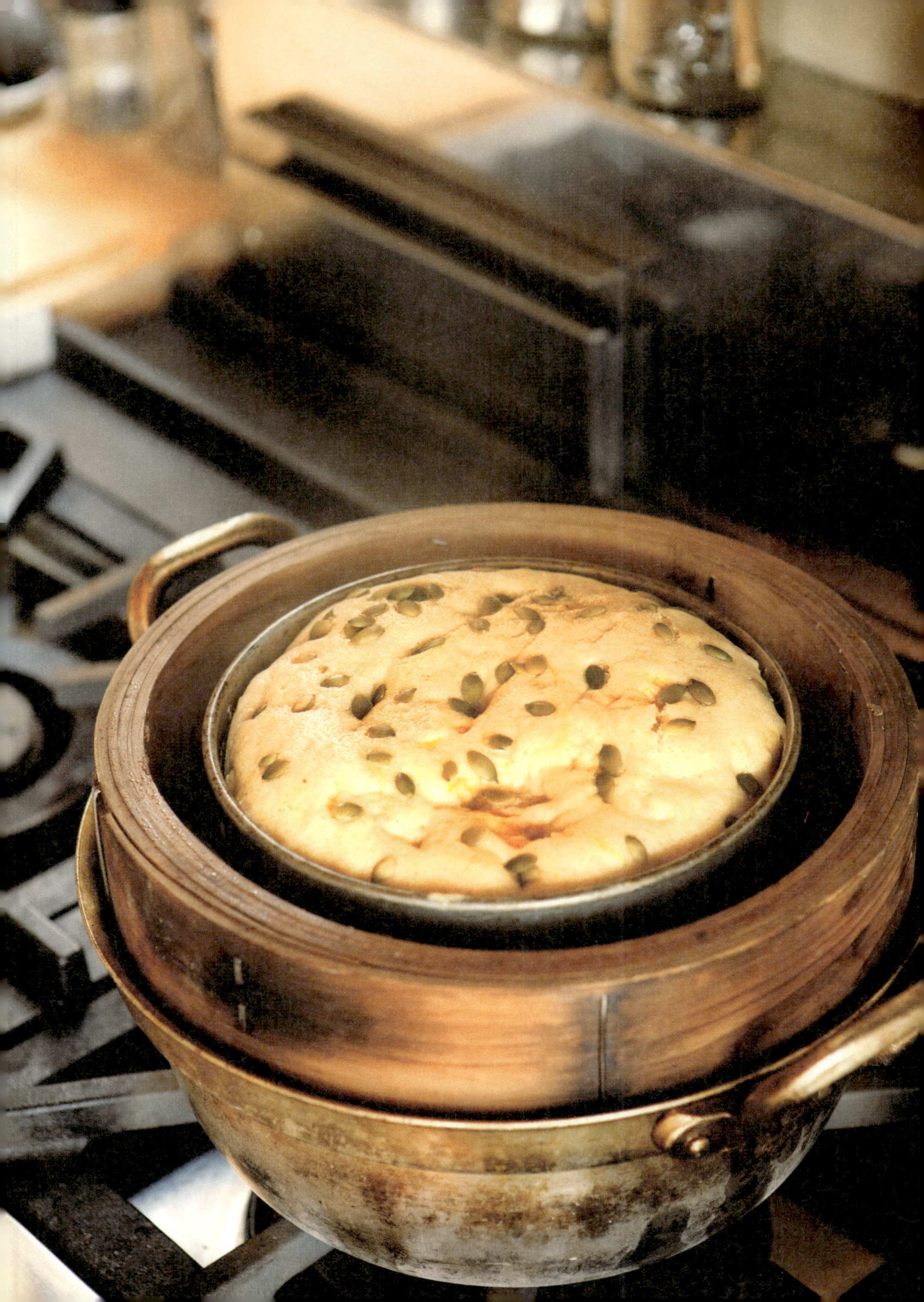

冬向け

グラノーラのしょうがとりんごのホットジュースがけ

手作りのごま入りグラノーラにあつあつのしょうがとりんごのジュースをたっぷりかけて。

ジュースに浸しながらいただきます。

ピリリと効いたしょうががいいアクセント。

冬の寒い朝なら、朝ごはん代わりにも。

夏は豆乳にして、ジンジャーメープルシロップで甘みをつけてもいいと思います。

材料（4人分）

【グラノーラ】

全粒粉（薄力タイプ）　1カップ

A
- オートミール　1カップ
- ごま　大さじ2
- ココナッツフレーク　1/2カップ
- 塩　ひとつまみ

菜種油　1/4カップ

メープルシロップ　大さじ3

豆乳　大さじ2

レーズン、かぼちゃの種、松の実など　適量

【しょうがとりんごのホットジュース】

りんごジュース　1カップ

塩　ひとつまみ

しょうが（皮つきのまま薄切り）　約5枚

作り方

1　グラノーラを作る。ボウルにAを入れて泡立て器でよく混ぜる。

2　菜種油を回しかけ、粉に油をすり込むように、両手でこすり合わせる。

3　2にメープルシロップと豆乳を合わせて一気に入れ、フォークで混ぜてそぼろ状にする。

4　天板にオーブンシートを敷いて、そぼろ状のまま生地をちらしてのせ、200度のオーブンで25分焼く。

5　しょうがとりんごのホットジュースを作る。小鍋にジュースの材料を入れて弱火にかけ、2〜3分煮る。

6　焼き上がった4のグラノーラを器によそい、レーズン、かぼちゃの種、松の実も加えて熱々の5のジュースをかけていただく。

＊グラノーラは、粗熱が取れたあと、保存瓶などに入れて密封しておけば、約1週間保存可能です。

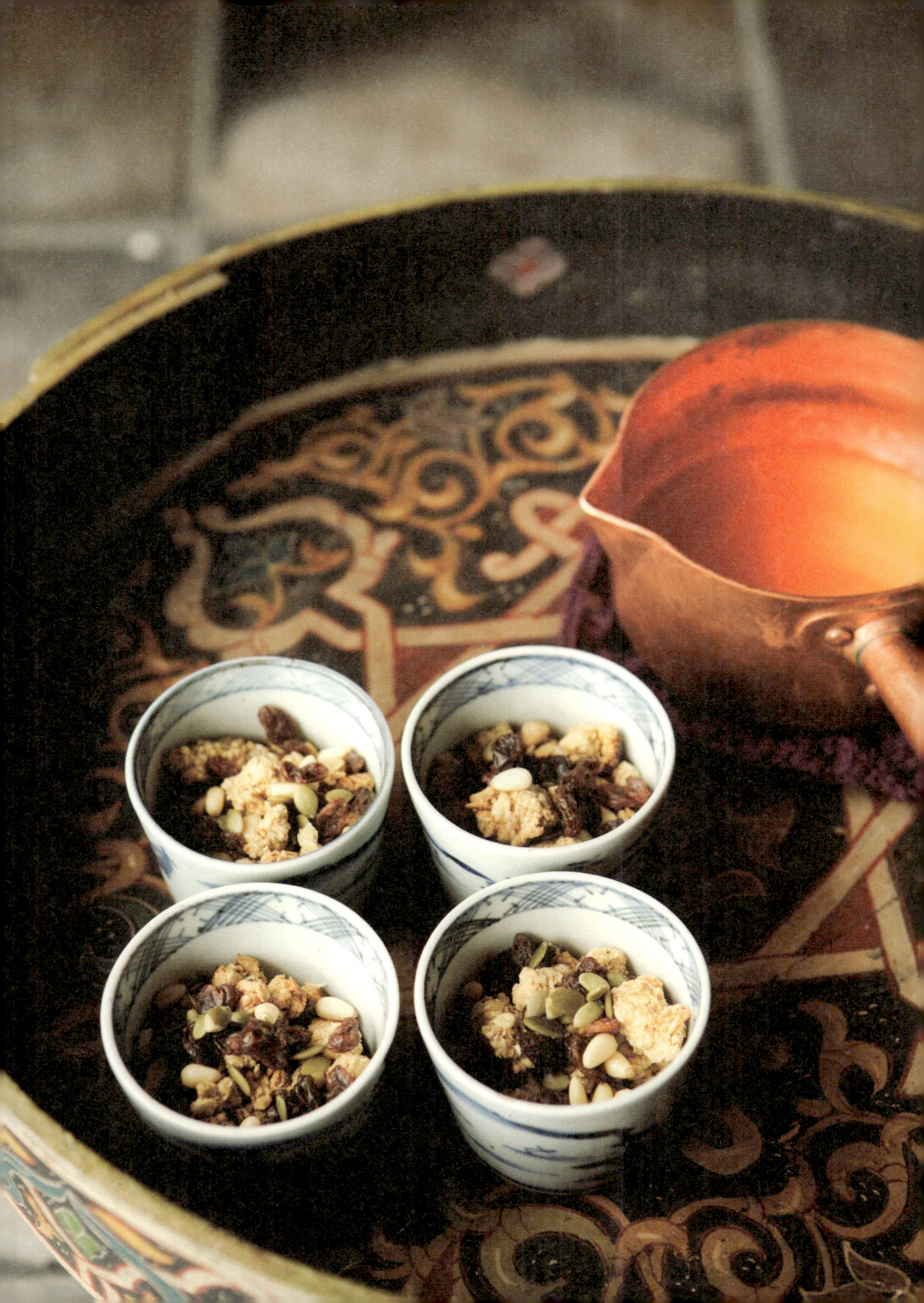

料理家
内田真美さん
ゆるゆる、無理せず、冷えとり暮らし

きっかけは、1冊の本から。

昔からつらい冷えに悩まされていたという内田さん。冬場は特に、手足は耐えられないほどに冷えきってしまっていたそうです。

「20代に体を壊してしまったんです。今なら体が冷えていると調子が悪くなるとわかっているから、体を積極的に温めたりするのですが、そのときはわからず……。冷えに対しても、具体的に何をすべきかわからなくって。冬で寒いのは当たり前だから、〝冷え〟ってどういうことなんだろうと。〝冷えを解消する〟ということ自体、考えもつきませんでした。けれど、30代になって、体のことをいよいよどうにかしないといけない、と漠然とは思っていました」

そんな内田さんが出会ったのが、友人でもあるコピーライターの青木美詠子さんが書いた『ずぼらな青木さんの冷えとり毎日』（メディアファクトリー／P108参照）という本。

「〝冷えをとる、解消する〟ということを初めて教えてもらった1冊です。でも、あれもこれもダメなど、禁則ばかりが書かれていることもなく、まいにちの暮らしに到底取り入れられそうもない厳しいこともなく、こんなに〝ゆるゆる〟でもいいんだと励まされました」。

それから、内田さんは本にあった「下半身を積極的に温める」ということを実践し始めます。

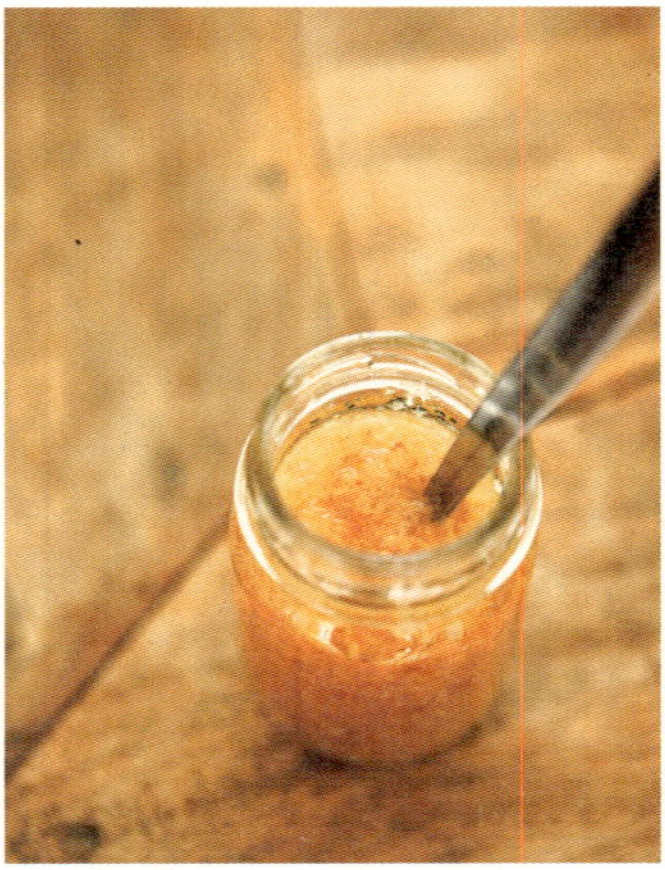

しょうがのすりおろしとはちみつを混ぜた〝はちみつしょうが〟をよく作るという内田さん。シロップのように水で割るのはもちろんのこと、ドレッシングに加えたり、魚・肉料理に使ったりしてもおいしい。はちみつはくせのない普通のはちみつがよいとのこと。

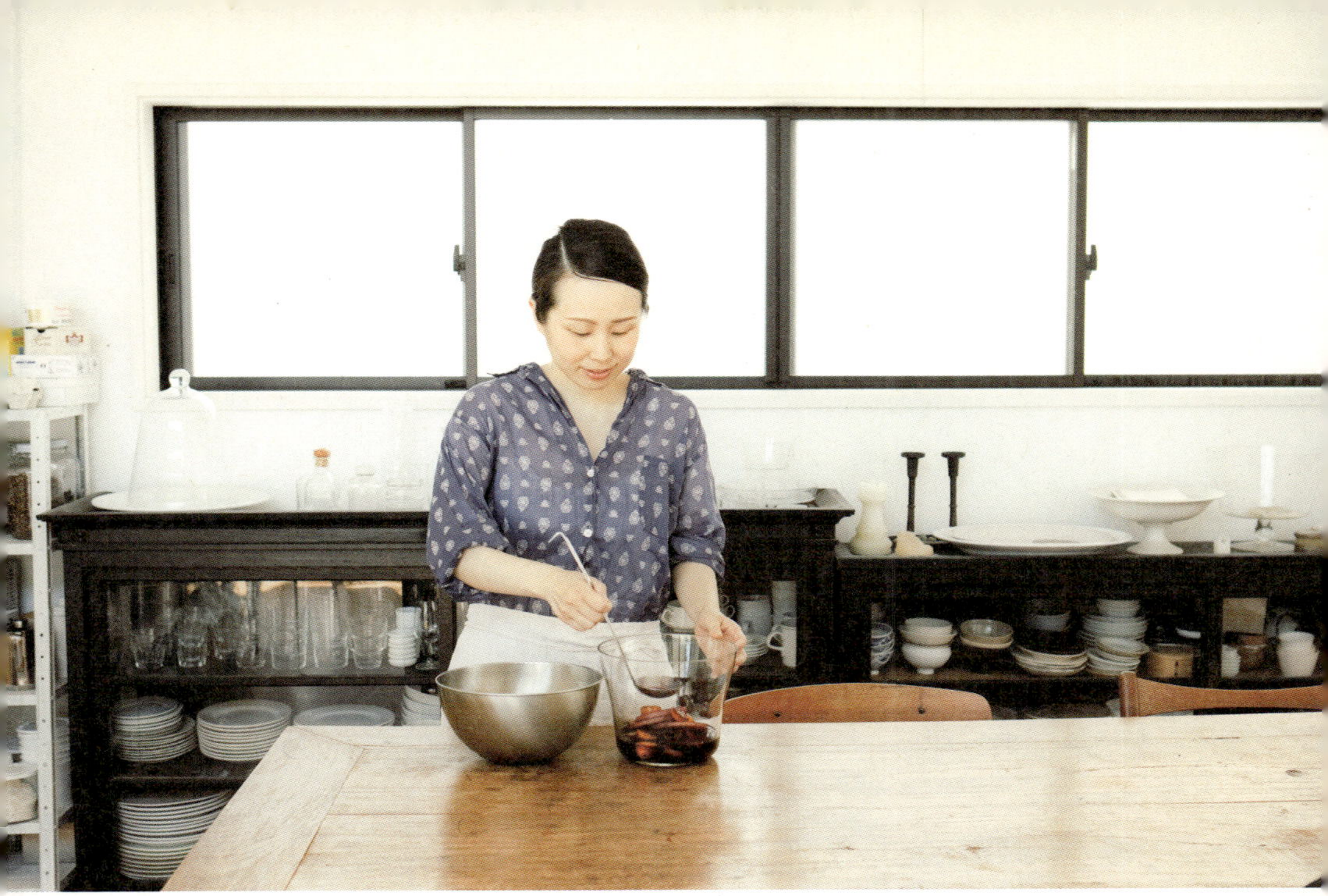

下半身を積極的に温めたら、風邪を引かなくなった。

「レギンスを履いたり、靴下の重ね履きをしてみたり。下半身を温めたら、夜、寒さで起きていたのが朝まで眠れるようになりました」。

血液の流れが滞ると体は冷えますが、寒いと血行が悪くなり、血液が全身に運ばれません。つまり、寒いと悪循環でどんどん体が冷えてしまうのです。そのため、「特に寒いときは、血液がたくさん通っている肩甲骨や首も積極的に温めます」と内田さん。冷えとりを始めたら、風邪も引かなくなったそうです。

内田さんの冷えとり暮らし

- エアコン（冷暖房）は使わない。
- 寒い時期は、温かいものを飲む。
- 寒い時期は、体を冷やす食材（P102参照）をとらない。（暑い時期はたまにはとる）
- 暑い時期は、常温のものを飲む。
- 下半身を温める。
- 特に寒いときは首や肩甲骨のあたりを温める。
- 靴下を重ね履き（3枚／絹→綿→絹の順番に）する。

大好きな台湾スイーツは
理にかなった
すばらしいおやつ。

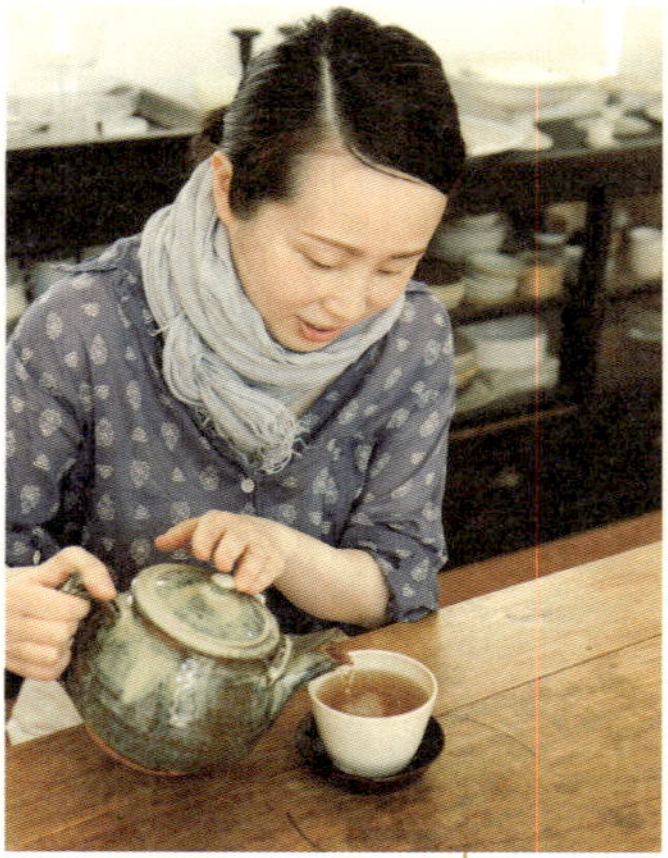

食生活でも、寒い時期に体を冷やす食材はとらずに旬のものを食べたり、冷たいものは飲まなかったりと気を遣っている内田さん。お菓子を作るときも、お菓子の種類によっては使うときもありますが、おうちおやつとして作るときは、体を冷やす白いお砂糖は使わずに、きび砂糖を使っているそうです。

そんな彼女が大好きなのが、台湾のおやつ。「台湾のおやつは、おいしいだけではなくて、実はとても合理的。たとえば、かき氷。亜熱帯地方の台湾の夏は、日本よりもずっと暑いです。だから、夏は日本みたいにかき氷のようなものをいただくのですが、それにかけてあるものはしょうがを使ったシロップだったり、具材もたっぷりのお豆だったりと、体を温める食材をしっかり使っていたりします。ほてった体を適度に冷ましても、体が冷えすぎないように、ちゃんと工夫がしてあるんですね」。

冷えとりには、なんとも頼もしい存在の台湾スイーツ。それならばぜひ、ということで、今回は、内田さんが愛してやまない台湾スイーツからヒントをえた、おいしいおやつをたっぷりと紹介してもらいました。

カフェインは冷えの大敵。もともとコーヒーや紅茶などのカフェインが入った飲料が苦手な内田さんは、寒いときはノンカフェインの温かい麦茶やハーブティー、白湯をよく飲むそう。

うちだ・まみ
料理家。長崎県出身。おいしい料理、お菓子のみならず、そのセンスあふれるスタイリングや暮らし方に憧れるひとも多い。著書に『最後にうれしいお菓子たち』（アノニマ・スタジオ）など。

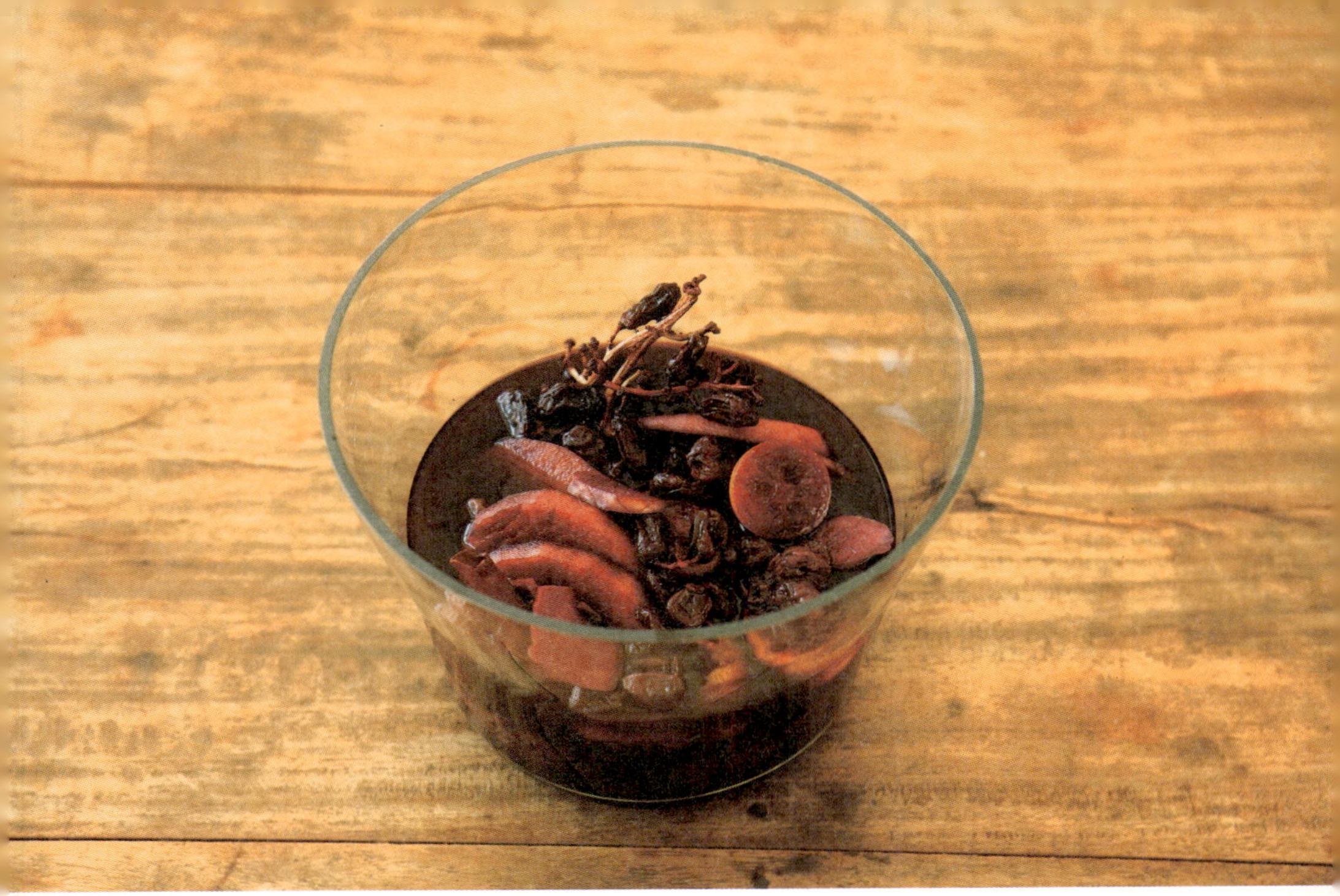

夏向け

ジンジャーサングリア

皮つきのまま入れたしょうががぴりりとアクセントになった、新しいサングリア。夏の夜にぴったりですが、冬に作って温めていただいても。

材料（作りやすい分量）
赤ワイン　1本（750ml）
しょうが（皮つきのまま薄切り）
　1片分
クローブ　10粒
シナモンスティック　2本
りんご　1個
金柑　5個
＊季節の柑橘類でもよい
レーズン（枝つき）　50g
ドライチェリー　50g
ドライアプリコット　30g
＊レーズン、チェリー、アプリコットは好みのドライフルーツでもよい
黒砂糖　大さじ2〜4
＊好みの甘さに調節する

作り方

1 ボウルに赤ワイン、しょうが、クローブ、シナモンスティックを入れる。

2 皮をむいて輪切りにしたりんご、半分に切り種を取った金柑、ドライフルーツを加え、ひと晩以上漬け込む。

3 味をみながら黒砂糖を好みの量加える。

＊漬けた果物もおいしく食べられます。
＊冬は温めてヴァンショー（ホットワイン）にしてもおいしいです。

冬向け

りんご白玉　黒糖しょうが蜜

やわらかく煮たりんごで白玉を練り上げて、
熱々のしょうが蜜をとろりとかけていただきます。
おやつ自体が温かいのと、
しょうがと黒糖の温め効果で、
体の芯からほっかほかに。
ただ、常温でも十分おいしいので、
暖かいときならばそのままいただいても。

材料（4人分）

【煮りんご】
りんご　2個
水　200ml

【黒糖しょうが蜜】
黒糖　50g
水　150ml
しょうが（皮つきのまますりおろし）小さじ1

【りんご白玉】
白玉粉　100g
煮りんご　120g

作り方

1　煮りんごを作る。りんごは皮をむいて芯を取り、ひと口大に切る。

2　小鍋にりんごと水を入れて中火にかけ、りんごがやわらかくなって水分がなくなるまで煮る。煮えたら火からおろして冷ましておく。

3　黒糖しょうが蜜を作る。小鍋に黒糖と水を入れて中火にかけ、沸騰したら弱火にし、あくを取りながら完全に黒糖が溶けるまで煮る。

4　あくが出なくなったら火からおろし、しょうがのすりおろしを加え、そのまま常温まで冷ましておく。

5　りんご白玉を作る。ボウルに白玉粉と2の煮りんご120g分を入れて、りんごをつぶしながら白玉粉に混ぜ込み、なめらかになるまでよく練る。

6　鍋に湯を沸かし、中火にかけたままの状態にする。5を20等分にして団子状に丸め、ひとつずつ湯に落とす。団子が浮いてきたらそのまま1分ほど加熱し、冷水に取る。

7　食べる直前に4の黒糖しょうが蜜を温め、りんご白玉はさっと湯に落として温める。

8　器に温めたりんご白玉と残りの煮りんごを盛りつけ、熱々の黒糖しょうが蜜をかける。

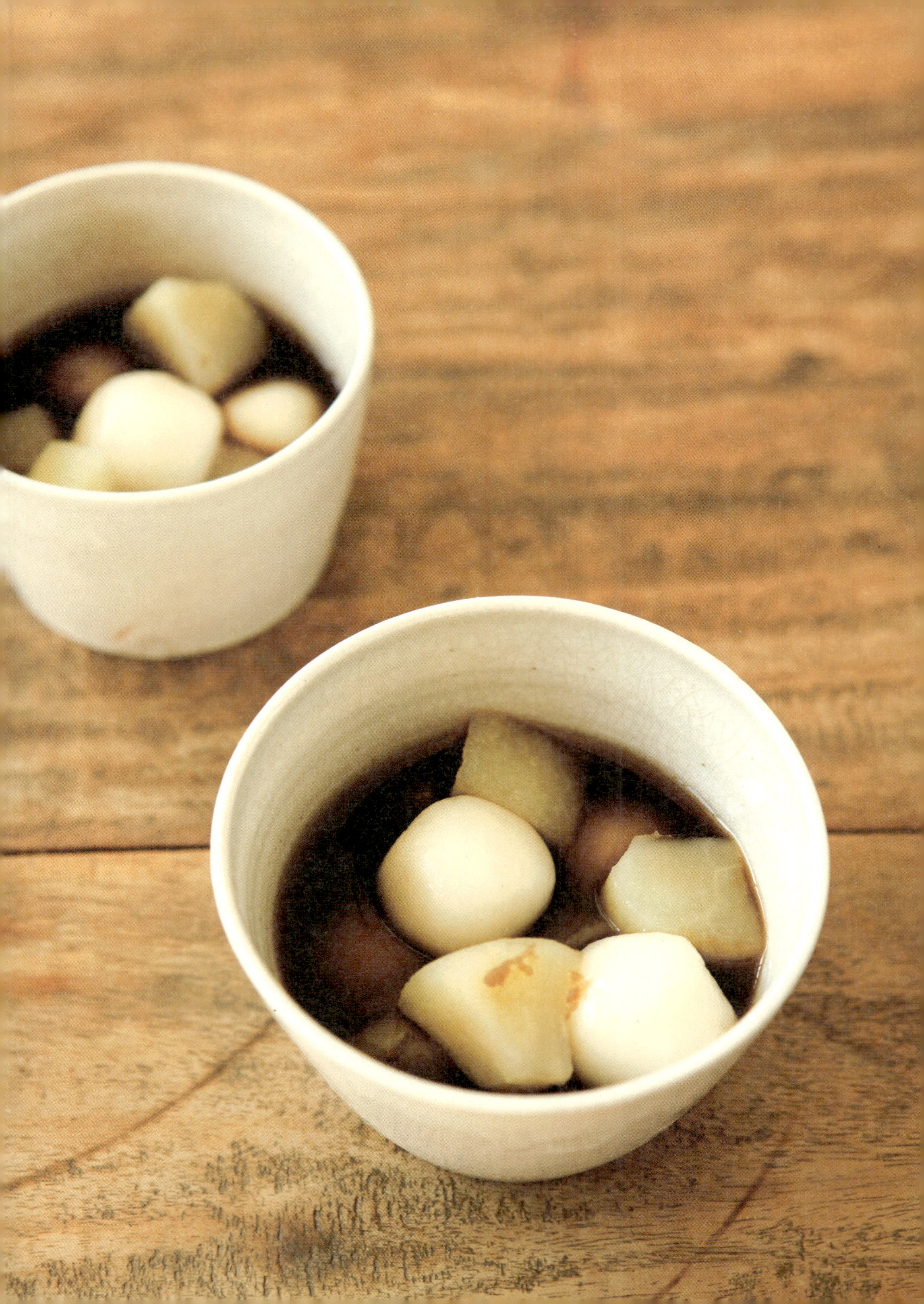

夏向け

パイナップルのはちみつしょうがマリネ

驚くほどかんたんで、驚くほど意外な組み合わせ。けれどとびっきりおいしいパイナップルのおやつです。さくさくしたパイナップルに、しょうがの風味をキリッと効かせて。実はしょうがは南国のフルーツと相性がよいのです。体を冷やしてしまうおやつが多い暑い夏にぴったりです。アイスを食べる代わりに、こちらをどうぞ。

材料（4人分）
パイナップル　1/2個
はちみつ　大さじ1
しょうが（皮つきのまますりおろし）小さじ1

作り方
1　パイナップルは皮と芯を取り、ひと口大に切る。
2　ボウルにパイナップルを入れ、はちみつ、しょうがを加えてさっくりと混ぜ合わせ、1時間以上冷蔵庫でマリネする。

＊パイナップルはしっかり熟したものを使ったほうがおいしいです。
＊マリネして出てきた汁も、デザートスープのようでおいしいです。
＊1時間ぐらいの漬かりたてもおいしいのですが、ひと晩ほどじっくり漬けたものも、また違う味わいでおいしいです。パイナップルを1/2個使用するレシピなので、1個まるごと使って、半分は1時間ぐらい、もう半分はひと晩と、作り分けて味を比べるのも楽しいです。

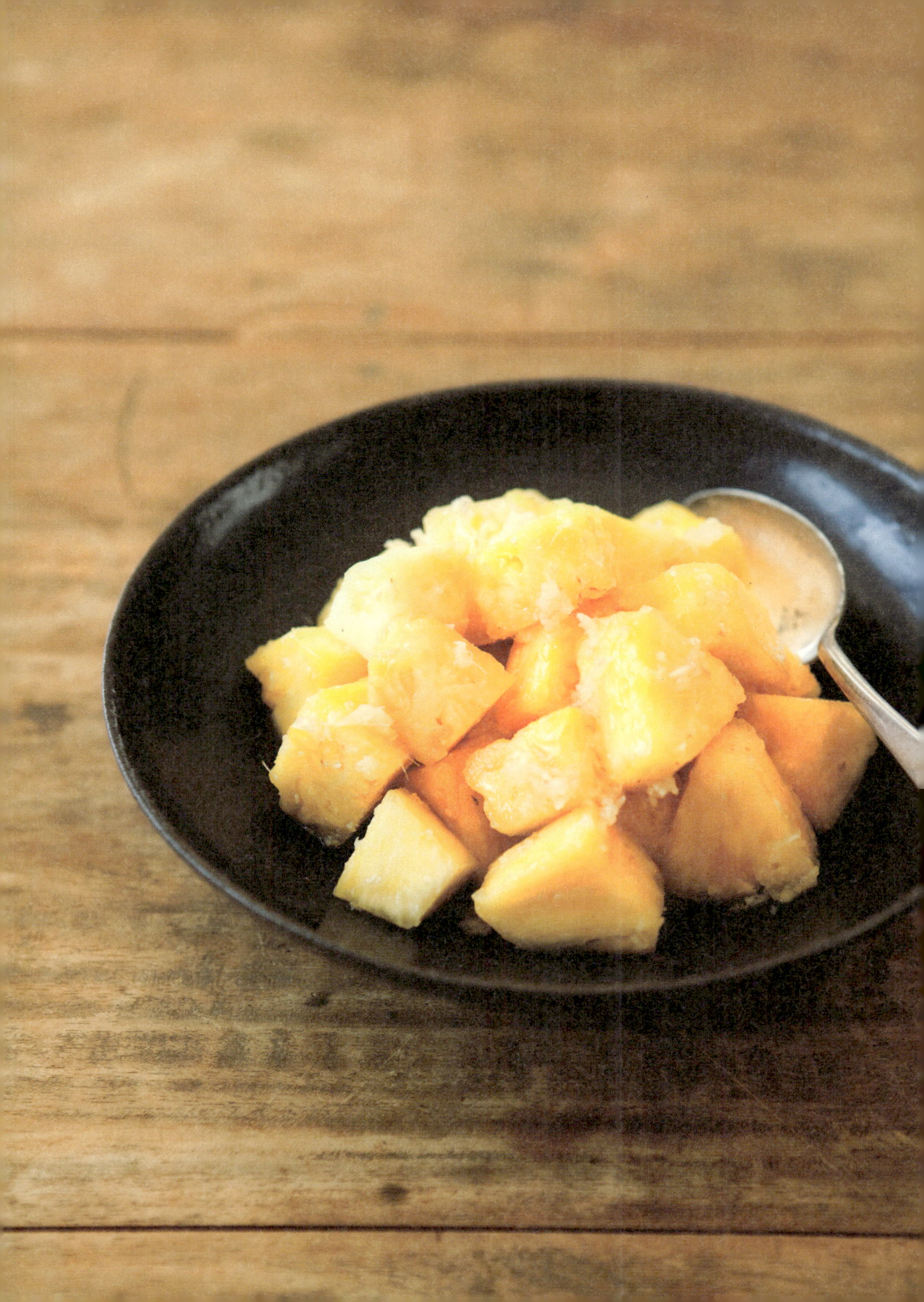

サルビア給食室

ワタナベマキさん
小さな積み重ねで冷えを改善

20代に悩んだつらい冷えが、長男を出産後、改善。

20代のときは、ひどい冷え性に悩んでいたワタナベさん。それがご長男を出産後、なぜか冷えに悩まされることが少なくなったそうです。

「以前は、冷えがひどかったので、本当につらかったです。末端冷え性というのでしょうか、冬は手足の先がじんじんと痛むほどに冷えていました」。

とはいえ、特別なことをするわけでもなく。それが妊娠、出産をきっかけに大きく変わったと話します。

「最初は、妊娠や出産で体質が変わることがあると聞いていたので、そうかなぁと思っていたのですが、もしかしたら妊娠時に気をつけていた食事や生活についての小さな積み重ねが、功を奏したのかもしれません」。

もともとしょうがや根菜、豆類など、体を温める食材が好きなワタナベさん。

「旬のものをという前提はもちろんですが、しょうがや根菜は特に意識せずに習慣的に食べていました。それは今も変わりません。あと、妊娠時はカフェインをとっていなかったり、乳製品も控えていたので、その部分も大きかったのかもしれないですね。今も少しは飲みますが、昔は本当によくコーヒーを飲んでいたので」。

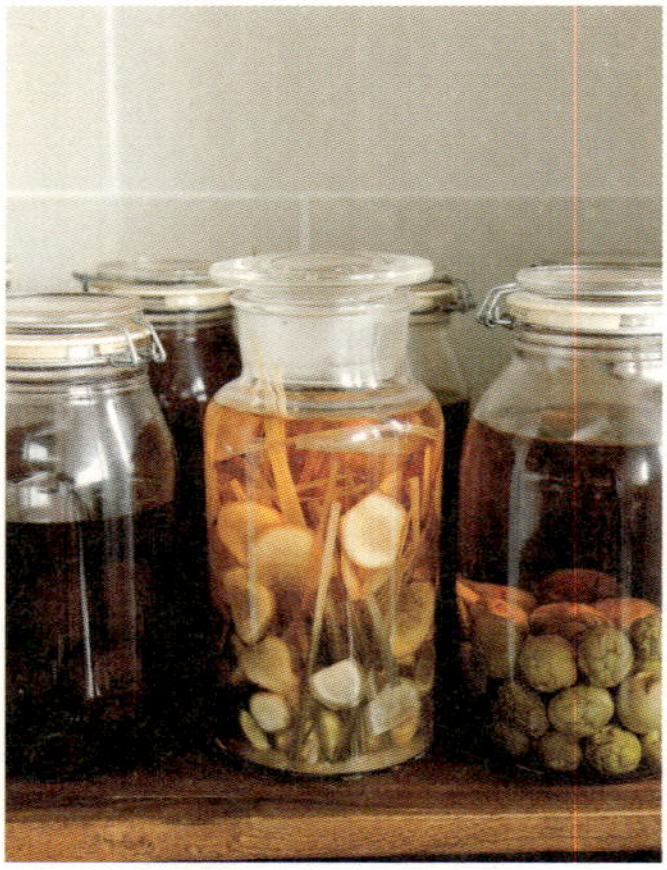

こちらは、しょうがとレモングラス、はちみつ、焼酎を漬けたもの。「調子が悪かったり、寒気を感じたりするときはお湯で割って飲んでいます」。3ヵ月ぐらい漬ければ飲めるのだそう。

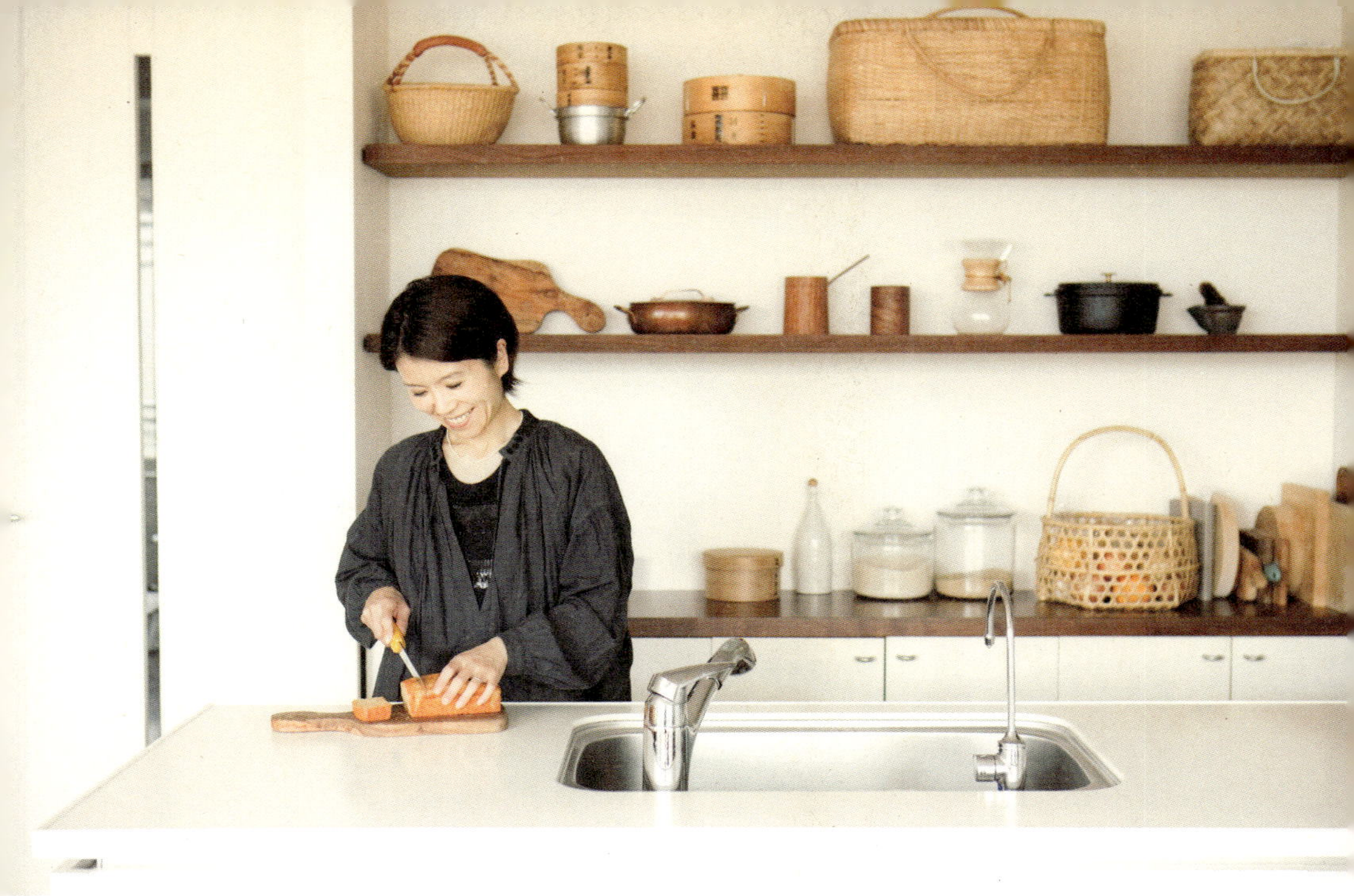

ほかにもいろいろ、小さな工夫。

ほかにも、お話を伺っているとなにやら体が冷えないような工夫を、無意識のうちに実践しているワタナベさん。

「もともと生野菜よりも、温野菜が好きなんです。蒸し器で適度に水分を与えながら蒸すと、野菜の甘みがぐっと引き立って本当においしい！　レタスでも湯にさっとくぐらせて食べるのが好きです。それは冬に限らず夏でもそうなので、考えてみると1年を通して生野菜を食べることは、もしかしたらほとんどないのかもしれません」。

ワタナベさんの冷えとり暮らし

- エアコン（冷暖房）はあまり使わない。
- 寒いときはストレッチをしたりして、外からではなく、体の中から温める。自分の力で体内温度を管理できるようにする。
- 暑い時期は、常温のものを飲む。
  （特別暑いときは冷たいものを飲むことも）
- しょうがや根菜など、体を温める食材を習慣的にとる。
- 調子が悪いときや、風邪の引き始めには、しょうがシロップをお湯で割って飲む。

干し野菜やドライフルーツも大好き。

フルーツは、ドライフルーツが好きで、自分のおやつにつまむということはしょっちゅう。
「朝ごはんのときに生のフルーツを食べることはありますが、フルーツに限らず野菜も干したものは好きなんです。自分でもよく作るのですが、適度に水分が抜けてうまみがちゅっと詰まった干し野菜、ドライフルーツは本当においしくて」。

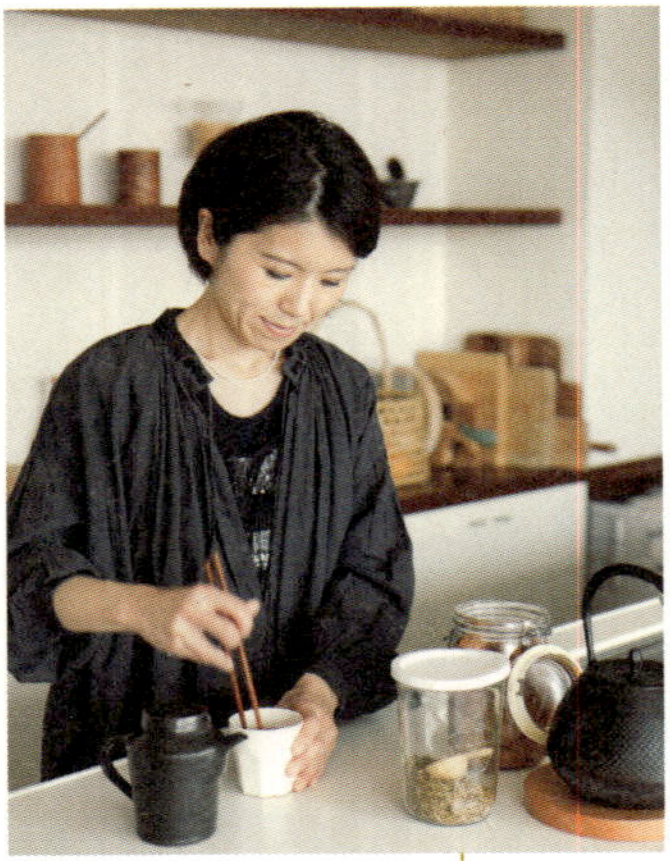

水分のとりすぎは体の冷えの原因。ワタナベさんの場合はどうやら無意識にそれを回避していた模様です。おやつについてもしかり。
「特に冷えについて気をつけておやつを作ることはありませんが、体を冷やすと聞いた白砂糖を使うことはないし、ちょっと甘いものがほしいときに、しょうがシロップをお湯で割って飲んだりするので、そういったこともよかったのかも。でも、しょうがシロップは気をつけて飲んでいるわけではなくて、おいしくて好きだから飲んでいるだけなんです」。
聞けば聞くほど、無意識のうちに体にやさしい暮らしぶりがうかがえます。
そんなワタナベさんに作ってもらったのは、野菜や果物をしょうがと合わせたおやつ。素材本来の甘さがとびっきりのごちそうです。

特に体が冷えたときや、寒い時期は、体温め効果の高い番茶（ほうじ茶）に梅干をつぶして飲むことも。

わたなべ・まき
料理家。サルビア給食室として、ケータリングや雑誌、書籍などでレシピの提案を行なう。素材の味を生かした料理にファンが多い。著書に『サルビア給食室のやさしいお魚料理』（小社刊）などがある。

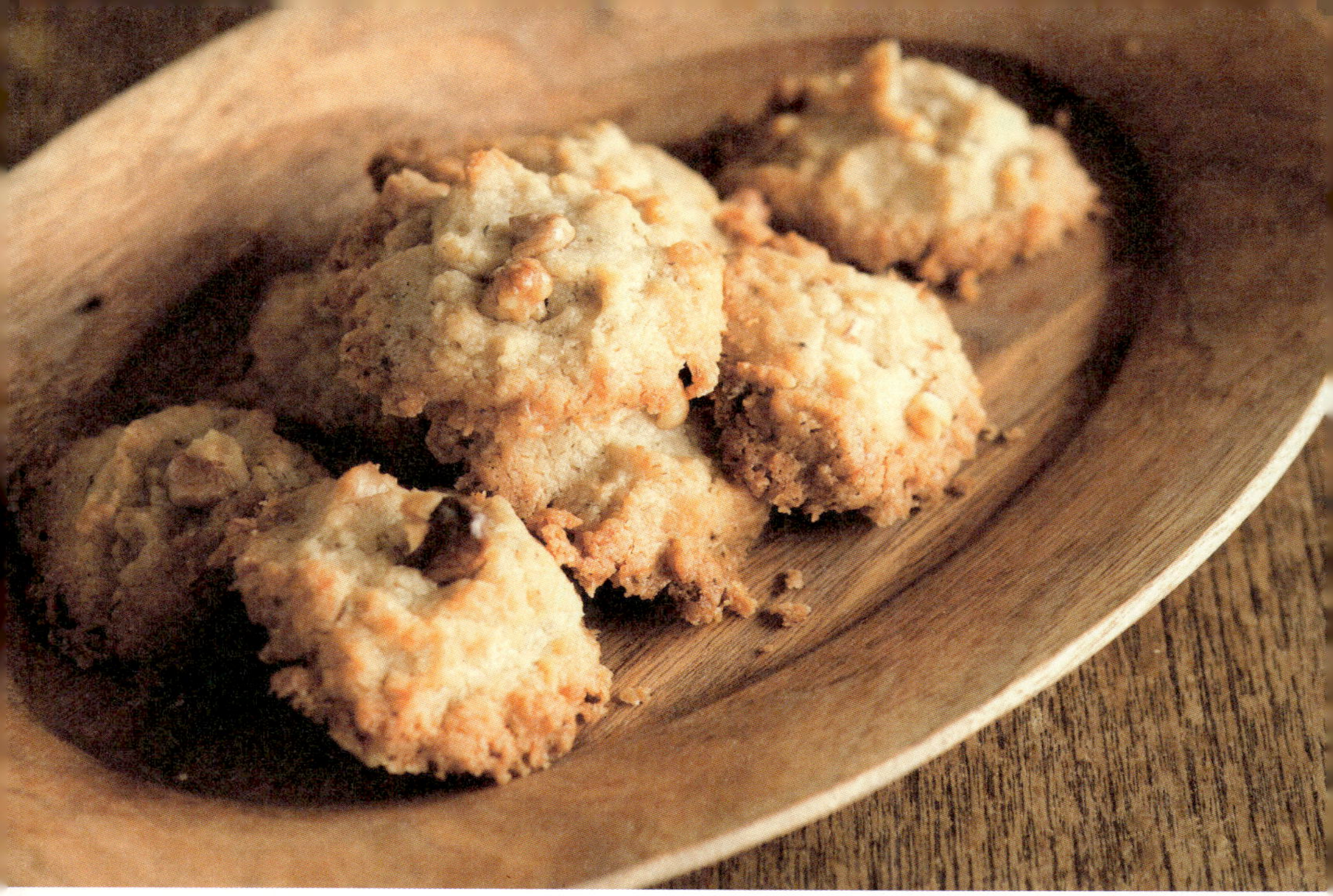

通年

しょうがとカモミールのクッキー

カモミールの爽やかなアクセントがついたしょうがのクッキーは、気軽にできるのが魅力的！アーモンドパウダーでこくを出し、さっくりとした食感に仕上げました。

材料（約12個分）
きび砂糖　大さじ3
菜種油　70㎖
薄力粉　80g
アーモンドパウダー　80g
しょうが（皮つきのまますりおろし）1片分
カモミール　2g
くるみ　6粒

作り方

1　ボウルに、きび砂糖と菜種油を入れて泡立て器でよく混ぜる。

2　ふるった薄力粉とアーモンドパウダーを**1**に加え、なめらかになるまでゴムべらなどで混ぜる。

3　しょうが、カモミール、粗めに砕いたくるみも加えてよく混ぜる。

4　オーブンシートを敷いた天板にスプーンですくって落とし、180度のオーブンで約15分焼く。

冬向け

しょうがとかぼちゃのようかん

きれいな黄色をしたようかんは、
やわらかく煮たかぼちゃを、
寒天で冷やし固めて作りました。
甘みははちみつだけだから、
かぼちゃ本来の素朴な甘さが引き立ちます。
かぼちゃが旬の冬に、
お茶請けとしてどうぞ。

材料（4人分）

かぼちゃ　200g

しょうが（皮をむいてすりおろし）20g

はちみつ　大さじ2

水　300ml

粉寒天　小さじ1/2

作り方

1　かぼちゃは皮をむき、約2cm角に切る。

2　鍋に1、しょうがを入れ、材料が半分かくれるくらいの水（分量外）を注いで中火にかける。

3　煮立ったら弱火にし、やわらかくなるまで煮る。

4　かぼちゃがやわらかくなったら熱いうちにすりつぶし、はちみつと分量の水、粉寒天を加えて再び弱火にかける。

5　焦がさないように絶えずかき混ぜながら加熱し、ふつふつと煮立ってきたら火を止めてザルでこす。

6　型に流し入れ、常温まで冷ましたら冷蔵庫で約2時間冷やし固める。

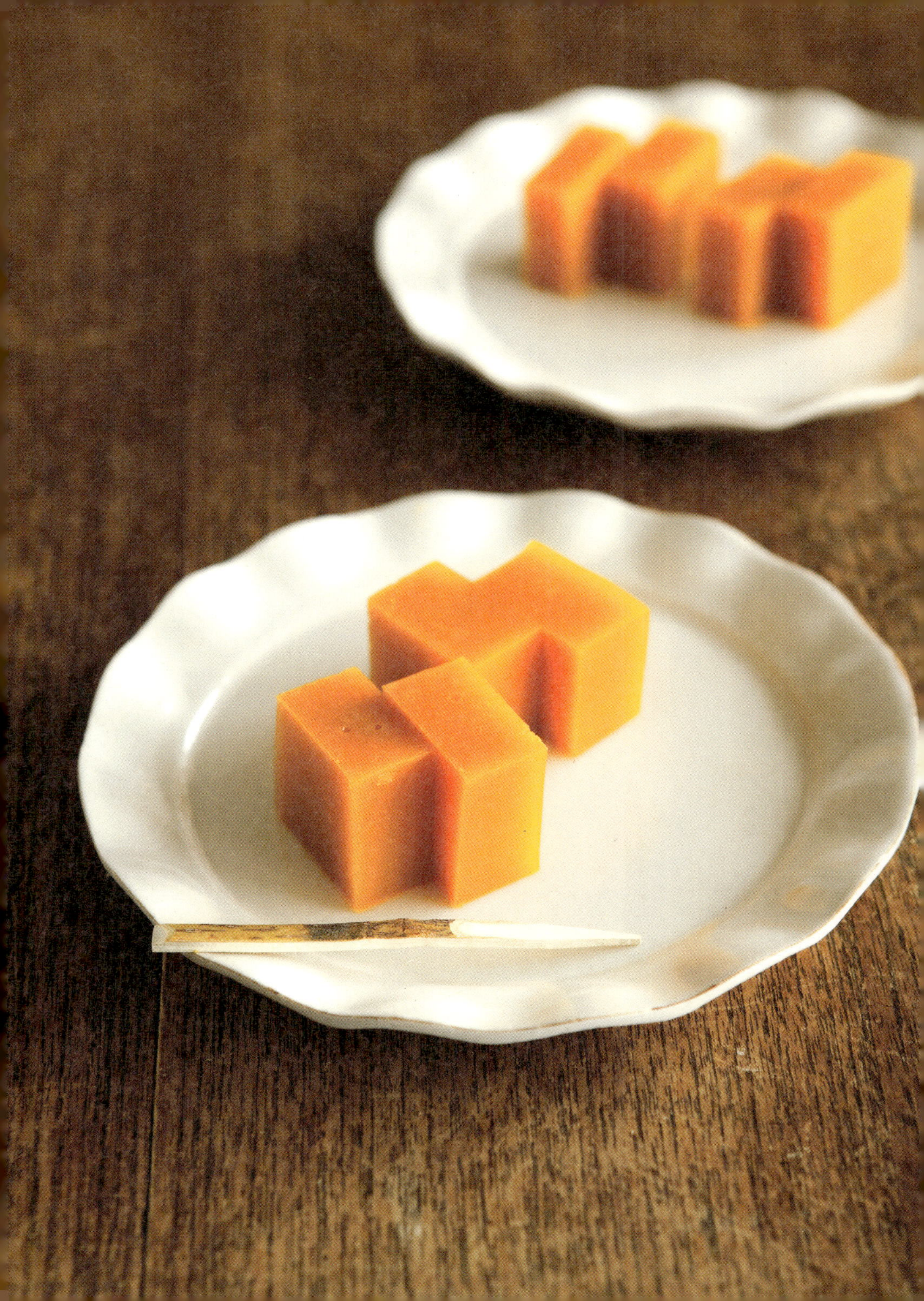

冬向け

しょうがとりんごのくずあんかけ＋くるみ

甘くやわらかく煮たりんごに
あつあつのくずのあんかけを。
冷えた体と心をじんわりと温めてくれる
ホットスイーツです。
ほんのり香るしょうがの風味が大人な味わい。
りんごが旬の冬におすすめですが、
冷たくしてもおいしいので、夏にいただいても。

材料（2人分）

りんご　1個
しょうが（皮つきのまますりおろし）　15g
はちみつ　大さじ3
水　400㎖
A
くず粉　大さじ2
水　大さじ2
くるみ　5〜6個

作り方

1　りんごは皮をむいて芯を取り、約1㎝厚さのくし形に切る。
2　鍋に1としょうがを入れ、8分目まで水（分量外）を注ぐ。はちみつ大さじ1を加えて弱火にかけ、水分が少なくなるまで焦がさないように、りんごがやわらかくなるまで煮る。
3　別の鍋に、分量の水と残りのはちみつを入れてよく混ぜ、弱火にかける。
4　ひと煮立ちしたら、合わせたAを入れて、木べらでよく混ぜながら、透き通ってとろみがつくまで加熱する。
5　器に2と粗めに砕いたくるみを入れ、熱々の4のくずあんかけをかけていただく。

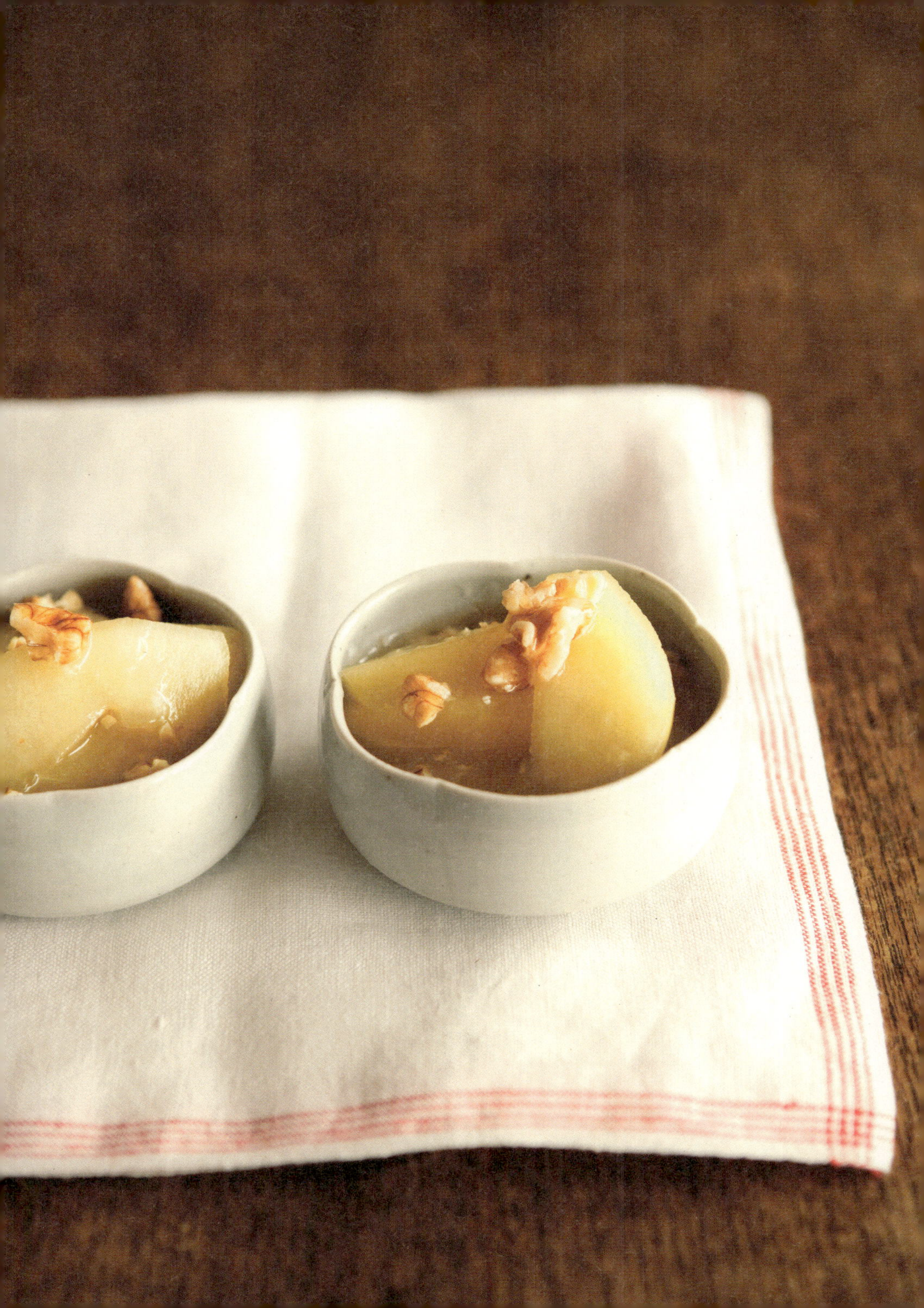

通年

しょうがとにんじんのスパイスブレッド

温め食材であるにんじんをすりおろして、たっぷりと生地に混ぜ込んだブレッドは、しょうが、シナモン、オールスパイスのスパイシーな香りがふんわりとただよう、少しエキゾチックな味わいです。

おやつはもちろんのこと、スープと合わせればブランチにも。

ぐるぐる混ぜて焼くだけの手軽さもうれしいです。

材料（18×8・5cm×高さ6cmのパウンド型　1台分）
卵　2個
きび砂糖　大さじ3
薄力粉　80g
ベーキングパウダー　小さじ1
アーモンドパウダー　30g
シナモンパウダー　小さじ1
オールスパイス（パウダー）　少々
しょうが（皮つきのまますりおろし）　20g
にんじん（皮つきのまますりおろし）　1/2本分（約100g）
菜種油　100ml

作り方

1　ボウルに卵ときび砂糖を入れて、きび砂糖が溶けるまで泡立て器でよく混ぜる。

2　1にふるった薄力粉、ベーキングパウダー、アーモンドパウダー、シナモンパウダー、オールスパイスを加え、粉っぽさがなくなるまで混ぜたら、しょうがとにんじん、菜種油も加えてゴムべらでよく混ぜる。

3　型に生地を流し入れ、180度のオーブンで約35分焼く。

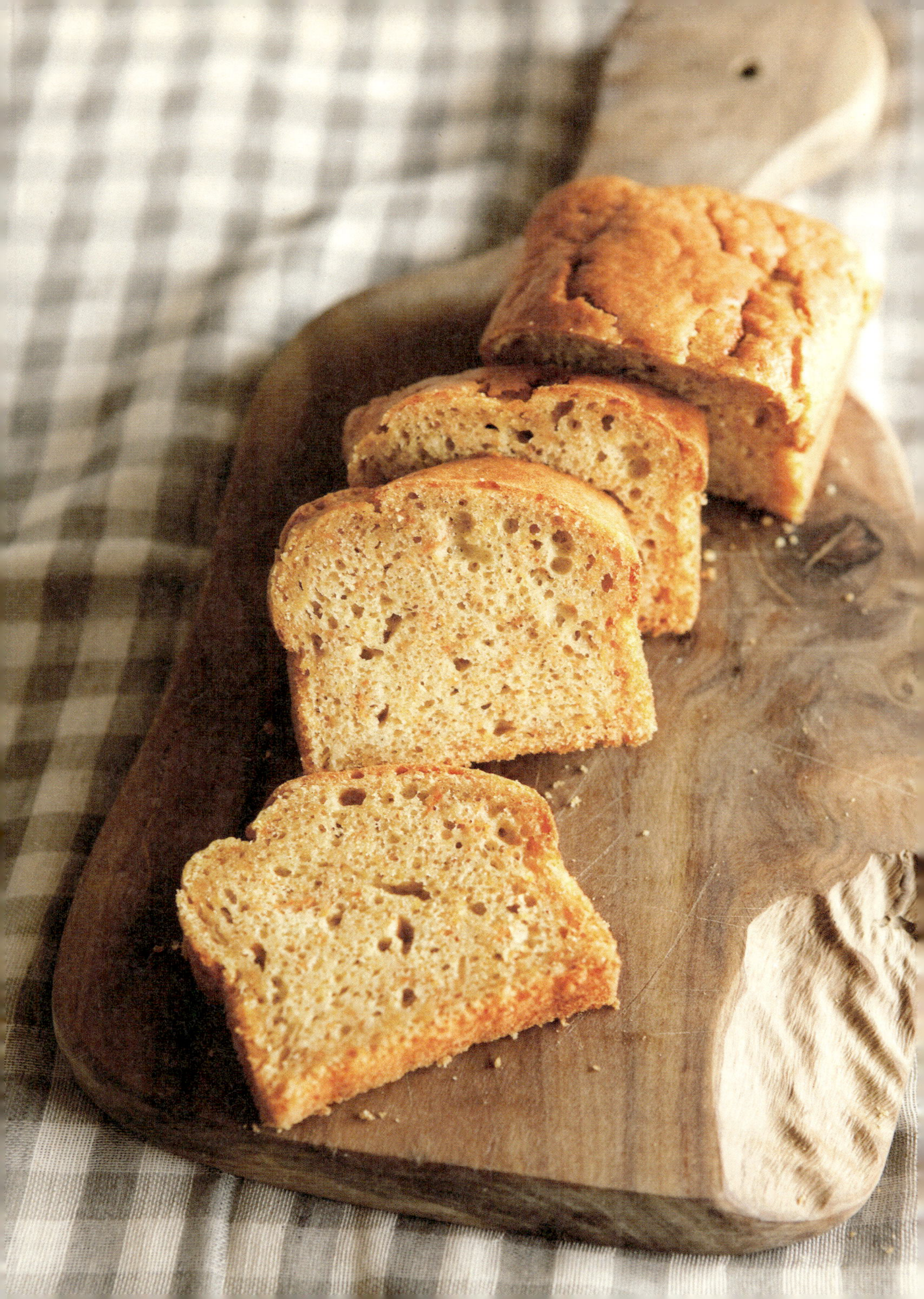

料理家
オズボーン未奈子さん
鍼灸の先生に習った冷えとりの日々

妊娠をきっかけに見直し始めた体のこと。

やんちゃ盛りの男の子3人の母でもあるオズボーン未奈子さんが、本格的に冷えとりを始めたのは三男を妊娠したときのこと。

「昔から冷え性だったのですが、特に何をするわけでもなく……。けれど、3人目の子供を妊娠したとき、通っていた助産院と鍼灸治療の先生に、『冷えは女性の敵よ！』といわれ、特に気をつけるようになりました」。

それまでは、手足が冷えて寒くて嫌だなぁと単純に思ってはいたものの、その冷えが体のさまざまな不調につながっていることは知らなかったという未奈子さん。

「病院ではなく、助産師さんのごくごく普通のお家で、家族全員が見守る中での自然出産をする決意をしていたので、何かあってはいけないと、どうしても安心できる体の状態にしたかったんです」と話します。

助産院の方から「安産したいなら、絶対冷え対策！」といわれた未奈子さんは、それ以来、冷えとり生活をスタート。今もゆるやかに続けています。

「冬は靴下を2枚重ねて履いていますが、夏でも素足にはならず、必ず靴下を履いていますね。それから、すごく暑い場合を除いて、夏で

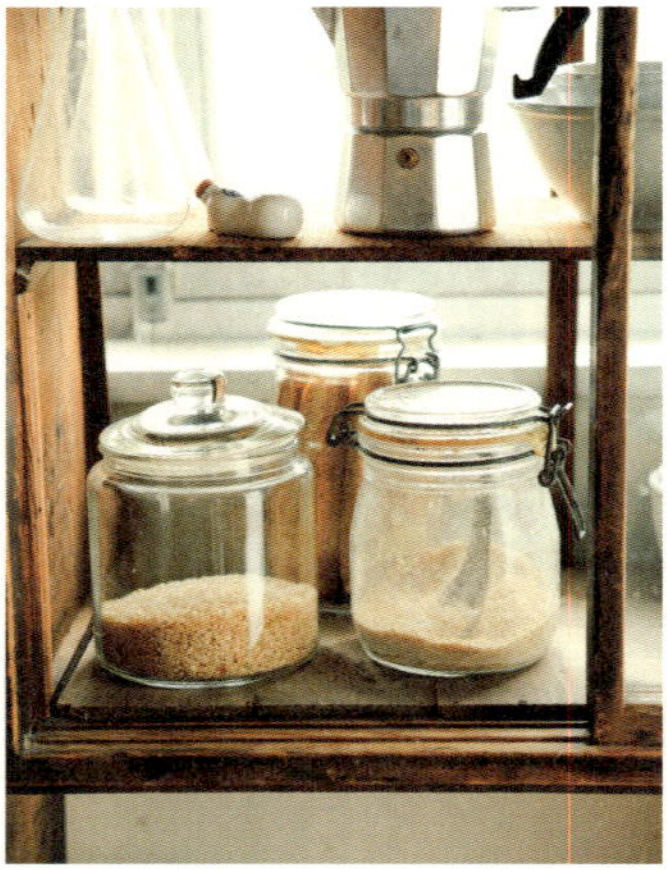

「私自身は白いお米はあまり食べず、体を冷やさない玄米を食べています。でも、体を冷やさない、というよりは、おいしいから、というのもありますね」。普段使っている砂糖も、洗双糖やてんさい糖という未精製の砂糖だそう。

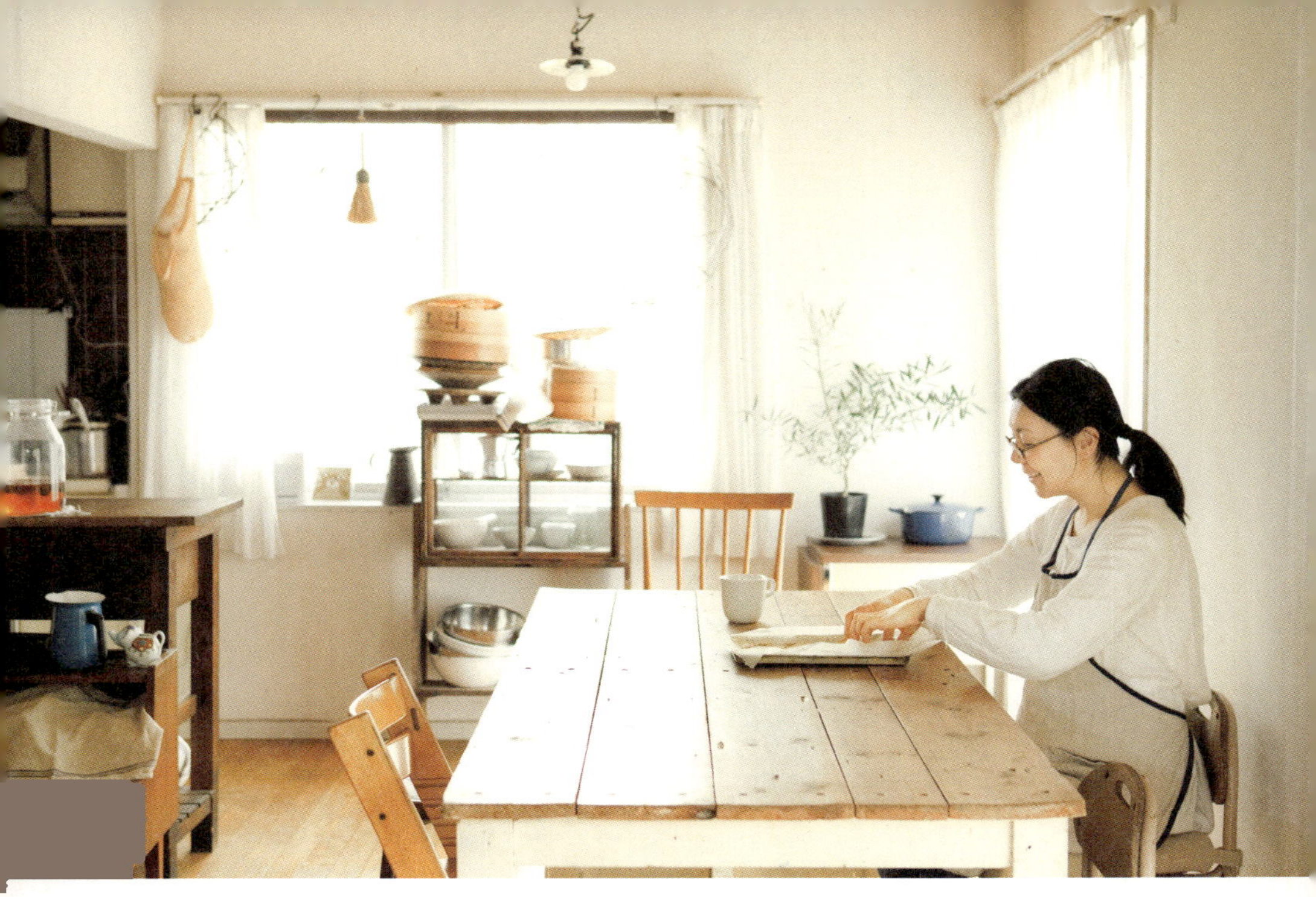

も常温や温かい飲み物を飲んだり……。あとは、意識的に運動もしています」。

マイペースに、できることから。

とはいえ、妊娠中もお2人のお子さんの子育て、出産後は子育てに加えてお仕事もと、とてもお忙しい様子。

「だからやれることしかやっていません。運動も、よく歩くように意識しているぐらいで……。あと、砂糖をとりすぎないようにもしています。スティックになりすぎないことも大事なのかなぁと」。

末奈子さんの冷えとり暮らし

- エアコン（冷暖房）は使わない。
- 寒い時期は、温かいものを飲む。
- 暑い時期は、常温のもの、もしくは温かいものを飲む。
- 寒い時期は、靴下を重ね履き（2枚／素材は綿）する。そしてその上に羽毛の入った室内用のブーツを着用して、足首までしっかり温める。
- 寒い時期は、湯たんぽを使用する。
- 暑い時期でも素足にはならない。
- しょうが、にんにくをたくさんとって、砂糖をとりすぎないようにする。
- 意識的に歩いて運動するように心がける。

食事は玄米と野菜が中心。腰痛や肩こりも緩和されました。

イギリスに長年住んでいた未奈子さんは、マクロビオティックやビーガン（ベジタリアン）食についても、本格的に学びました。

「陰陽の考えに基づいているマクロビは、もともと冷えにもいい食事になっているんですよね。暑い時期は体を冷ますものを、寒い時期は体を温めるものをって。理にかなっている」。

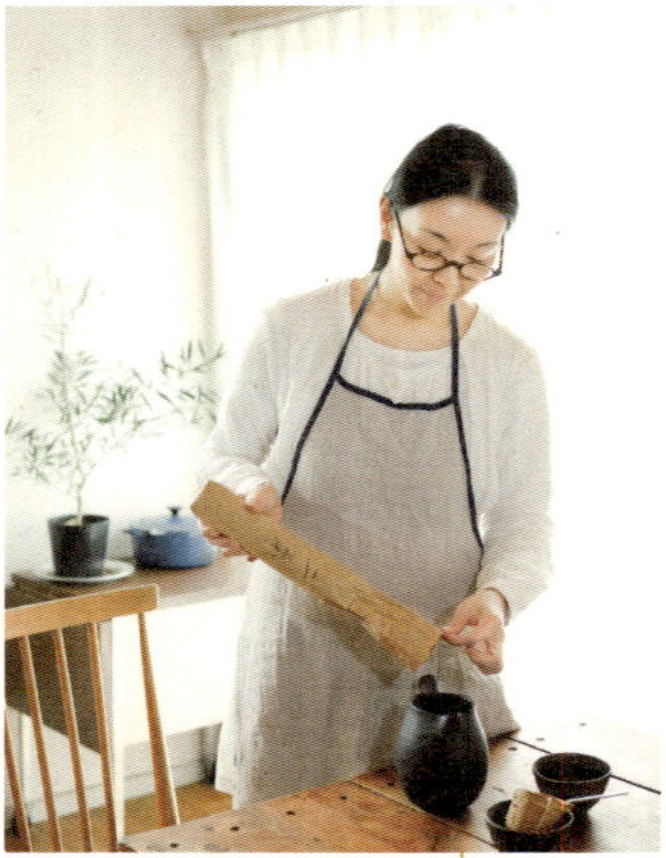

とはいえ、育ち盛りの男の子が3人もいると、食事も難しいのでは？

「玄米や旬の野菜をたっぷり使ったご飯が多いですが、お肉もお魚も適度においしくいただいています。私は玄米が多いですが、子供たちは白米を食べることも。ストイックになりすぎてしまうと逆にストレスになり、それこそ冷えにつながってしまいますよね」。

無理しない範囲の未奈子さんの冷えとり。けれどそれでも〝いいことづくし〟と話します。

「肩こりや腰痛がずいぶんと楽になったんです。あと、生理前の頭痛が少なくなりましたね。胃腸の調子もよくなって、本当に冷えって体の不調につながるんだなあと思いました」。

そんな未奈子さんには、ちょっぴりエスニックな香りのするおやつを作ってもらいました。

お茶好きな未奈子さん。冷えとりにいいとされるお茶もいろいろストックされているそう。「ヨーガンレールの二茶は、小豆などの温め食材が入っているので、とてもあったまるんですよ」。

おずぼーん・みなこ
料理家。滋味に富む、おいしいケータリングが、イベントや雑誌などの撮影現場でモデルや芸能人に大好評。著書に『くり返し作りたい〝自然おやつ〟』（小社刊）がある。

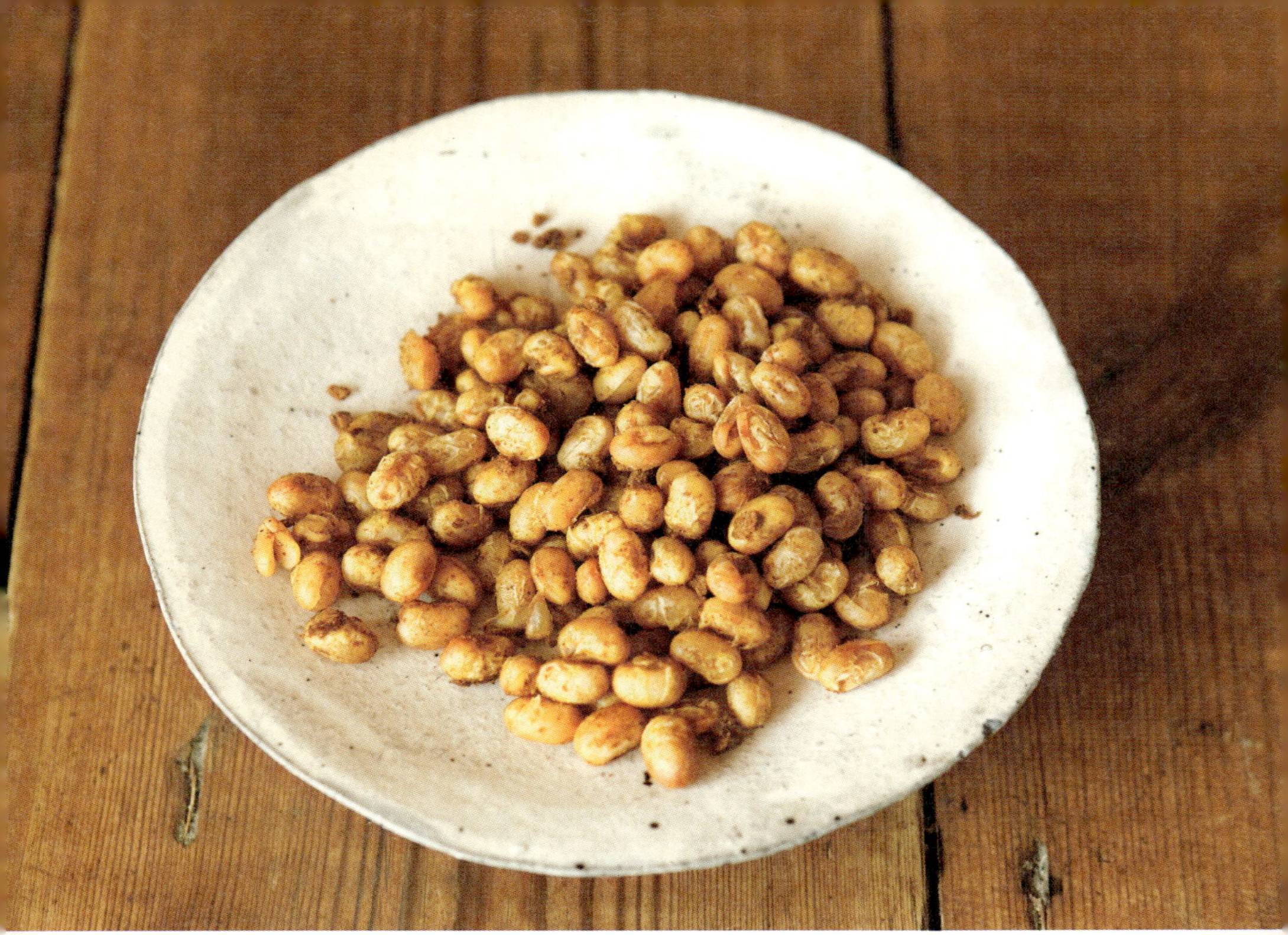

一通年

大豆のスパイシージンジャーロースト

カレー風味の食べやすいスナックは、しょうがでアクセントをつけて。おいしくてついつい食べすぎてしまう危険なおやつは、たまにはお酒のおともにしても。

材料（作りやすい分量）
大豆　1カップ
しょうが　30g
塩　小さじ1弱
カレー粉　小さじ2
植物油　小さじ2

作り方

1　大豆はたっぷりの水にひと晩浸けてしっかり戻す。しょうがは皮つきのまま薄切りにし、ザルに並べて天気のよい日に1日天日干しする。ある程度乾燥したらみじん切りにする。

2　大豆をザルにあけ、そのまま半日おくか、キッチンペーパーなどで丁寧に水気をふくかして、完全に乾かす。

3　ボウルに大豆と塩、カレー粉、植物油、**1**のしょうがを入れてよく混ぜたら、オーブンシートを敷いた天板に並べて170度のオーブンで30分焼く。

通年

しょうがとココナッツミルクのカスタード入り春巻き

こっくりと甘いカスタードクリームは、
牛乳などの乳製品を使わずに、
ココナッツミルクと豆乳で。
しょうがの風味が効いているので、
どことなくエキゾチックな味わいです。
クリームがとてもおいしいので、
クリームだけ作って、
パンやパンケーキに塗ったりしても。
敬遠しがちな揚げ物ですが、
香ばしく揚がったさくさくのおやつは、
お子さんにも大好評なので、
たまには作ってみてはいかがでしょう?

材料（15cm長さの春巻き　10本分）

ココナッツミルク　200ml
豆乳　100ml
てんさい糖　50g
塩　小さじ1/4
薄力粉　40g
しょうが（皮をむいてすりおろし）　15g
卵黄　1個分
バニラオイル　少々
春巻きの皮　15×15cmのもの10枚
水溶き薄力粉（同量の水と薄力粉を溶いたもの）　適量
揚げ油（植物油）　適量

作り方

1　鍋にココナッツミルク、豆乳、てんさい糖、塩を入れてよく混ぜ、薄力粉をふるい入れてさらによく混ぜる（このとき、よく混ぜてもだまが浮いてくるようだったら、ザルなど網ですくって捨てるか、ザルなどで一度こす）。

2　1にしょうがのすりおろしを加えて中火にかけ、混ぜながら加熱する。沸騰したら弱火にし、どろっと粘り気が出てきたら火からおろしてすぐに卵黄、バニラオイルを加えて手早く混ぜ、再び火にかける。ふつふつと小さな泡が立ってきたら火からおろし、バットなどに移す。常温まで冷ましたらラップを表面にぴっちりとはって2時間以上冷蔵庫で冷やす。

3　春巻きの皮の手前に、左右を少しあけて2のクリームを10等分してのせる。空気が入らないように手前からくるくると巻き、左右の部分と巻き終わりの部分に、水溶き薄力粉を塗ってぴったりと閉じる。180度の揚げ油できつね色になるまでこんがりと揚げる。

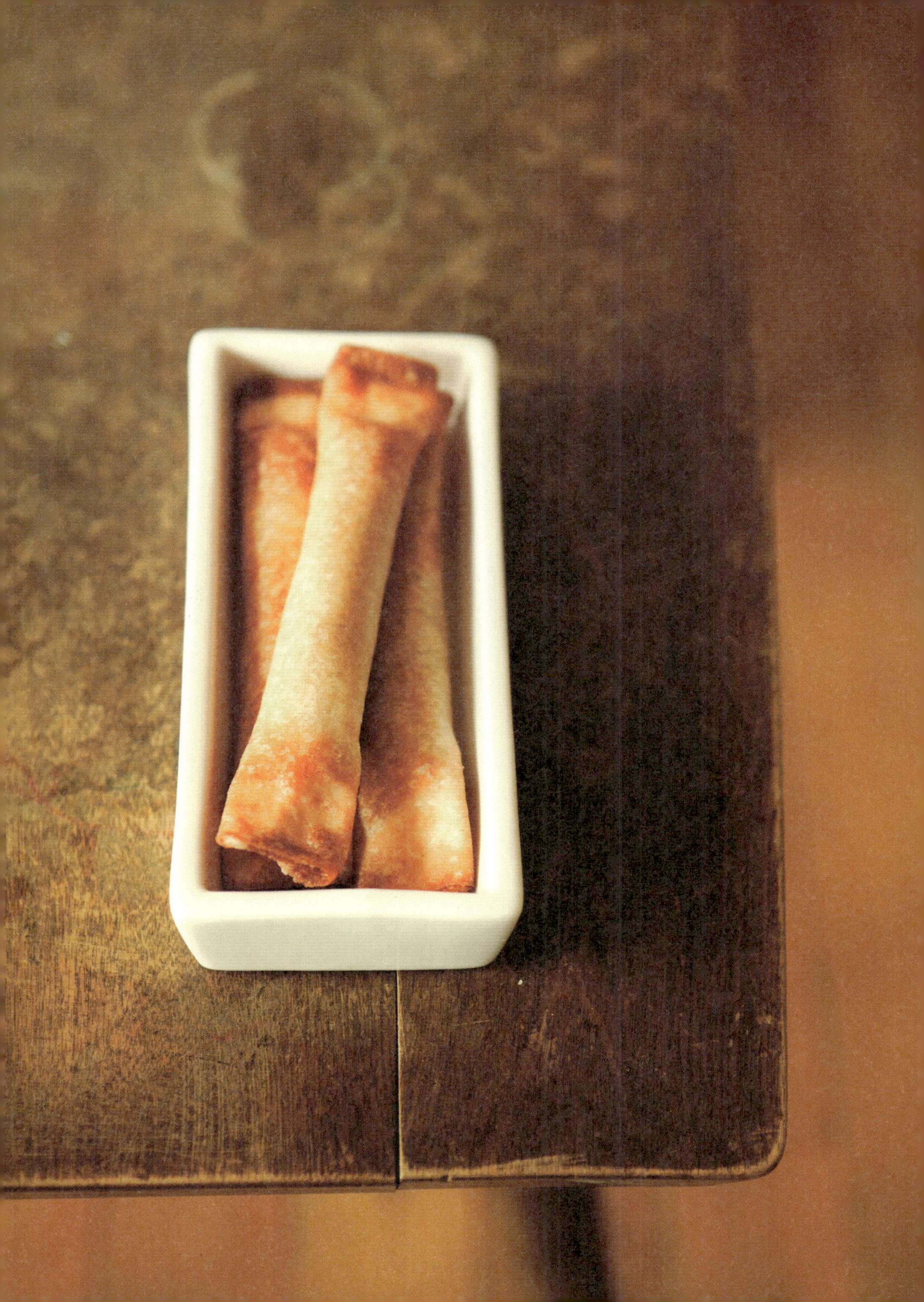

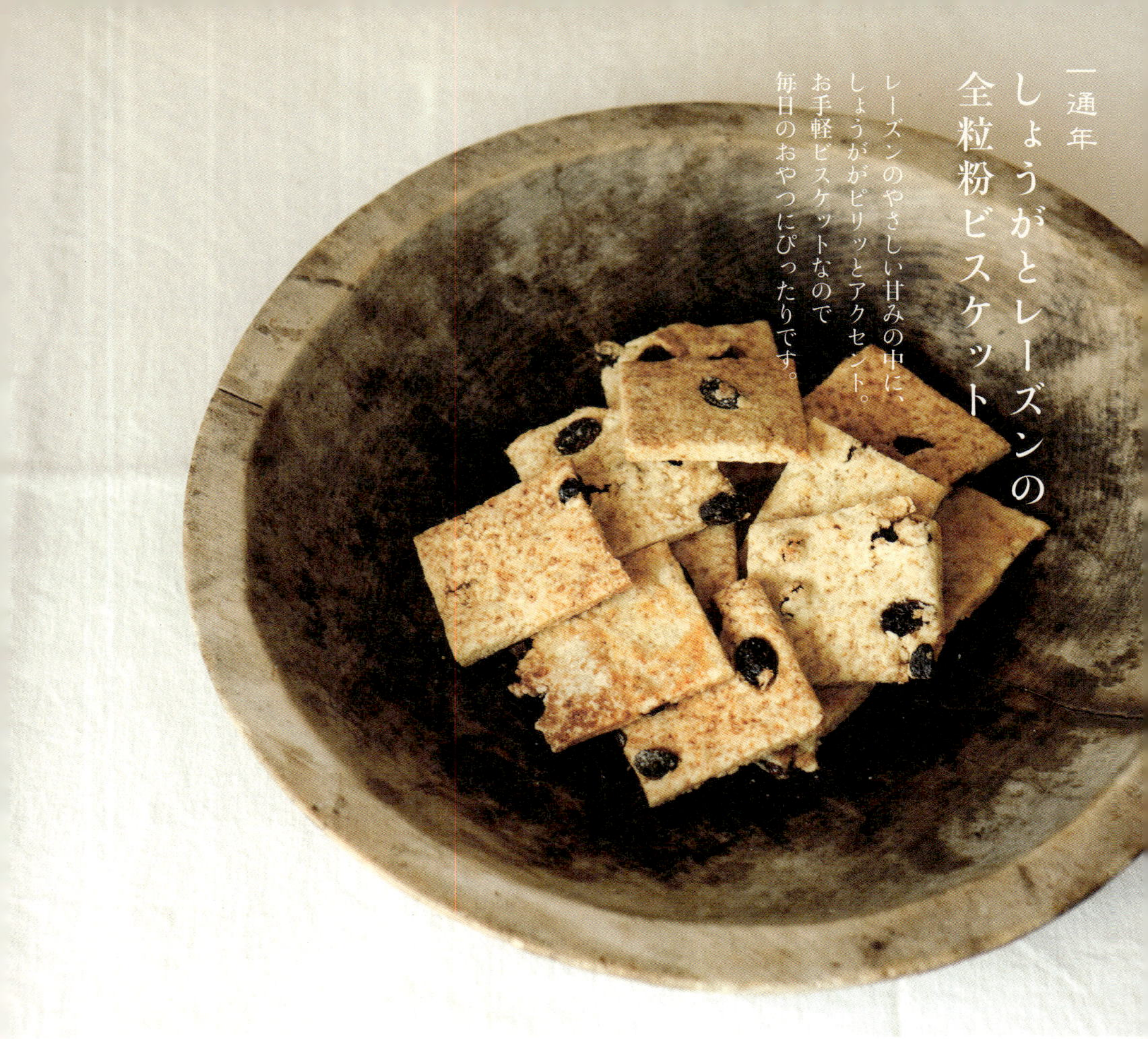

通年

しょうがとレーズンの全粒粉ビスケット

レーズンのやさしい甘みの中に、
しょうががピリッとアクセント。
お手軽ビスケットなので
毎日のおやつにぴったりです。

材料（約5×5㎝の正方形 20枚分）

A
- 全粒粉（薄力タイプ） 80g
- 薄力粉 30g
- アーモンドパウダー 30g
- 洗双糖 大さじ3
- 塩 小さじ1/2

B
- 植物油 大さじ2弱
- しょうが（皮をむいてすりおろし） 1片分

*混ぜておく

- 豆乳 50ml
- レーズン 40g

作り方

1 ボウルにAを入れ、泡立て器で全体をよく混ぜる。

2 Bを回しかけて手早く全体を手で混ぜたら、両手の指先でこすり合わせて細かいそぼろ状にする。

3 豆乳を回しかけて手早く全体を手で混ぜたら、レーズンを加え、練らないように生地の中に折り込むようにして混ぜ、生地をひとつにまとめる。

*まとまらなければ水少々（分量外）を足してください。

4 打ち粉（分量外の薄力粉）をしたオーブンシートに3の生地をのせ、めん棒で5㎜厚さにのばす。1枚が5×5㎝になるように包丁でカットし、シートごと天板にのせて180度のオーブンで約20分焼く。

一通年

しょうがのビスコッティ

しょうがをみじん切りにしているので、しっかりと風味が効いた大人味のビスコッティです。ごりごりとした食感が楽しいおやつ。

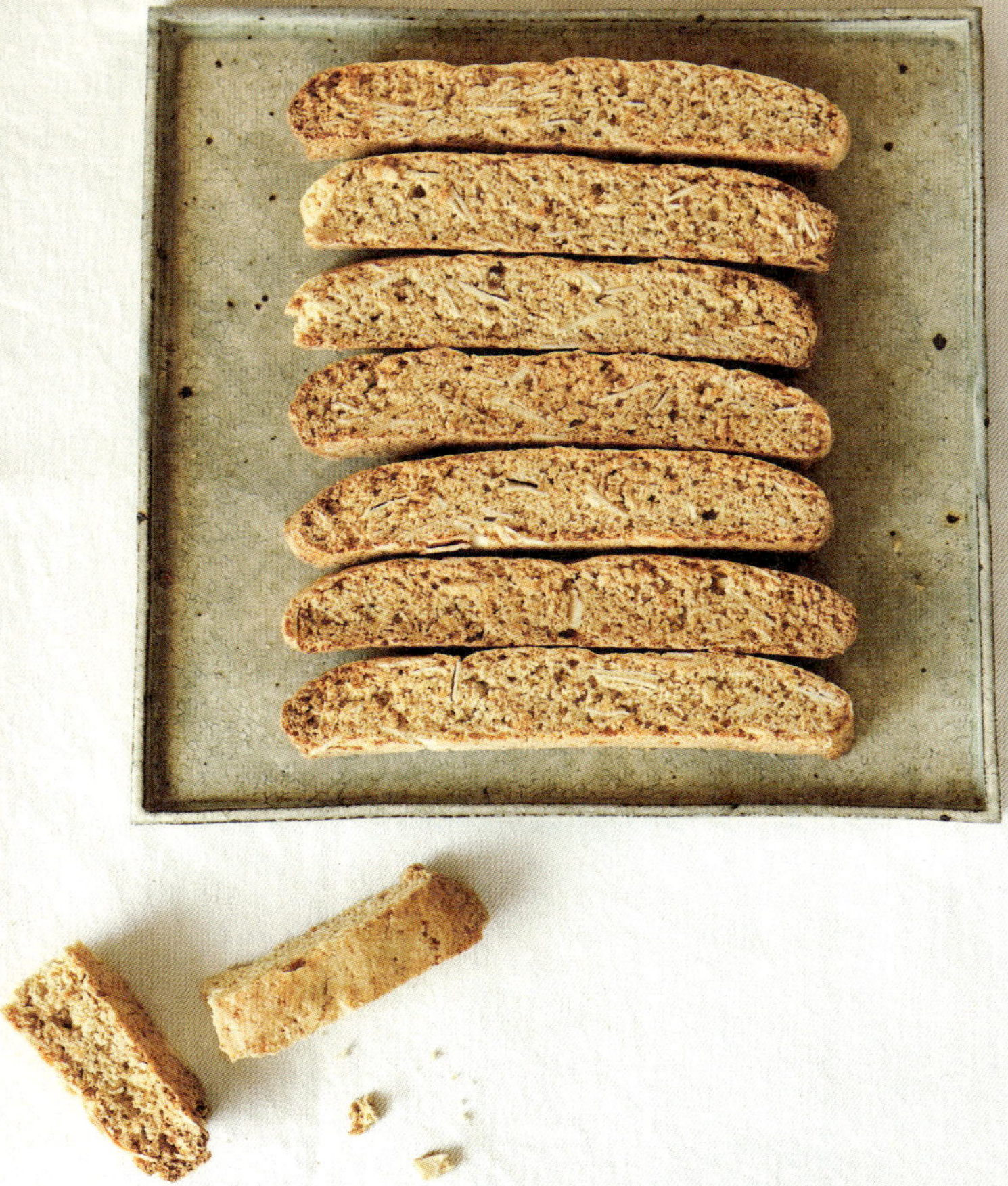

＊ビスコッティは、カリッとして硬いものがおいしいです。冷めてから食べてみて、焼きが足りないと感じたら、再び150度のオーブンで数分焼き直してください。

材料（13㎝長さのビスコッティ　12本分）
卵　1個
てんさい糖　80g
しょうが（皮をむいてみじん切り）　30g
A
全粒粉　50g（薄力タイプ）
薄力粉　100g
アーモンドパウダー　50g
ベーキングパウダー　小さじ1と1/2
塩　ひとつまみ
アーモンドスライス　30g

作り方
1　ボウルに卵を割り入れ、泡立て器で白っぽくなるまでしっかり混ぜる。
2　1にてんさい糖を加えてよく混ぜ、しょうがも加えて混ぜる。
3　別のボウルにAを入れ、泡立て器でよく混ぜてから2に加え、木べらに持ちかえて切るようにさっくりと混ぜる。
4　粉っぽさがなくなったら、アーモンドスライスを加え、生地の中に折り込むようにして混ぜる。
5　天板にオーブンシートを敷いて4の生地をのせ、1.5㎝厚さの18×13㎝の四角に成形する。170度のオーブンで20分焼き、一度取りだして1.5㎝幅に包丁でカットする。カットした面を上にして、150度のオーブンで表裏10分ずつこんがりとなるまで焼く。完全に冷めてから食べる。

冬向け

くるみとしょうがの甘いスープ

冷えた体を温める、あったかいおやつなスープ。豆乳にくるみをたっぷりと加えているのでこくのある濃厚な味わいで、心も和みます。香り豊かなごまの風味が食欲をそそる一杯。熱々のところを、ハフハフいいながらいただくのが一番おすすめですが、冷めてもおいしいので、夏などの暑い時期には冷やしたものをいただいても。フードプロセッサーがあればすぐにできますが、なくてもすり鉢があれば作れます。

材料（4人分）
- くるみ　80g
- くるみ（飾り用）　適量
- 練りごま　大さじ1
- 豆乳　500ml
- しょうが（皮をむいてすりおろし）　20g
- メープルシロップ　60ml
- 塩　ひとつまみ

作り方

1　くるみはフライパンでから炒りする。飾り用は別に取っておき、80g分を練りごまと一緒にフードプロセッサーにかけるか、すり鉢でする。

＊すり鉢を使った場合、なめらかなペースト状になりにくい場合があります。そのときは、分量の豆乳から、ここに少しだけ加えて一緒にすっても大丈夫です。

2　鍋に1と豆乳、しょうが、メープルシロップ、塩を入れて中火にかけ、沸騰したら弱火にして3分ほど煮る。

3　器によそい、残しておいたくるみをちらす。

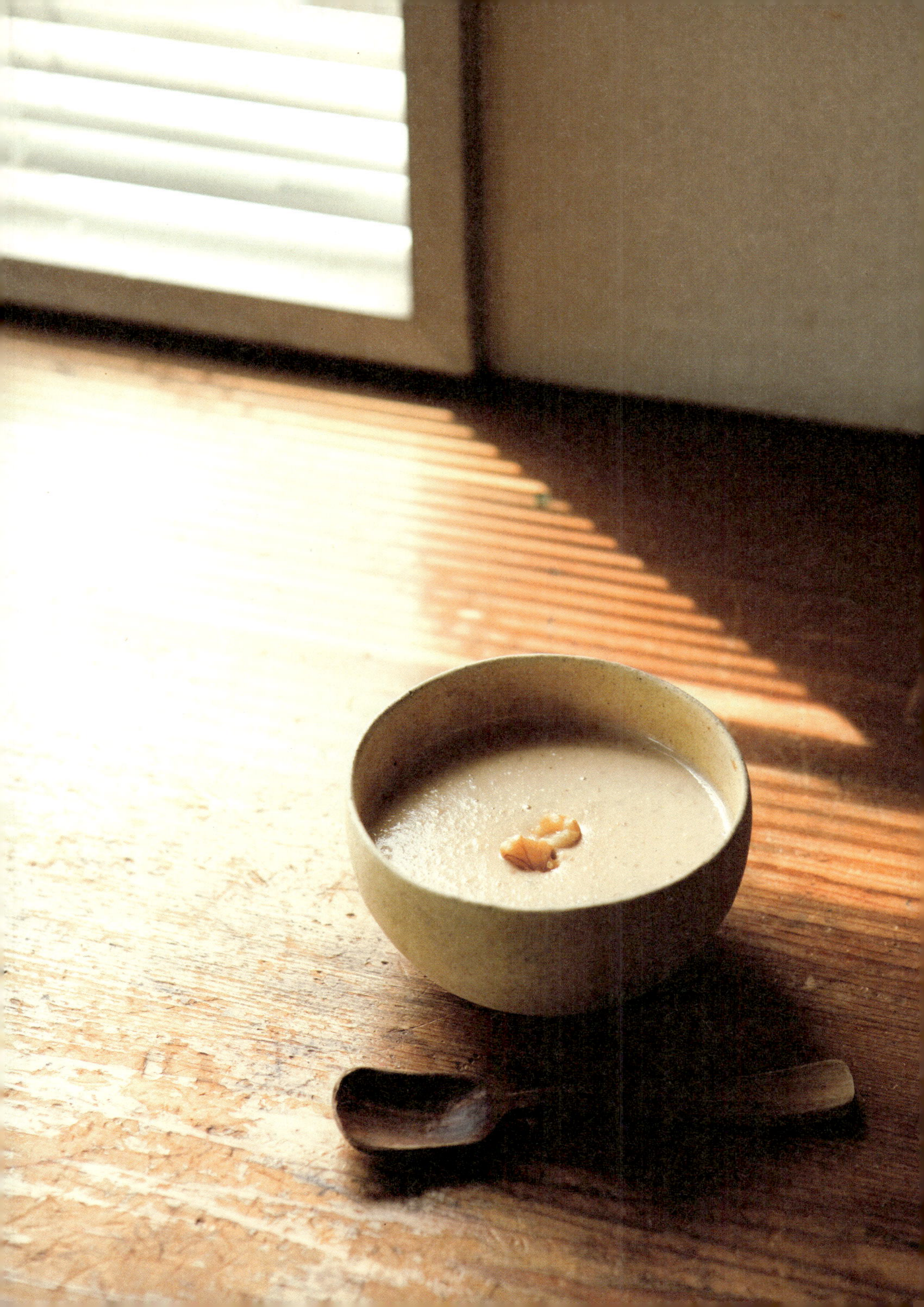

料理家

瀬戸口しおりさん
冷えたときは、足湯で応急処置

日々の疲れを軽減させるために冷えとり生活を開始。

冷房を使わないようにしたり、夏でも素足にならないようにしたりと、積極的に冷え対策をしている瀬戸口さん。小学生になったお子さんの子育てに大忙しのまいにちを送りながらも、ゆるやかにさまざまな工夫を続けています。

瀬戸口さんが冷えとりをするようになったきっかけは、ずばり、体の疲れ。

「妊娠、出産、そして現在は子育てと、気づかないうちに体が疲れるようになっていました。少し休んで疲れがやわらいでも、日々の子育てや家事、仕事は続くため、大きく改善することは難しいですよね。昔から冷え性ではあったのですが、冷えが体のさまざまな不調を引き起こすということを知って、本格的に体を冷やさないように気をつけるようになりました」。

そんな瀬戸口さんが気をつけているのは、冬よりもむしろ夏。

「自宅では冷房を使わないようにしていますが、電車をはじめとして、お店なども、夏場はキンキンに冷えている場所が多いですよね。素足でいないようにしたり、レギンスを履いたりして、下半身は冷やさないようにしていますが、特に外出するときはさっとはおれる麻のストールを持参しています」。

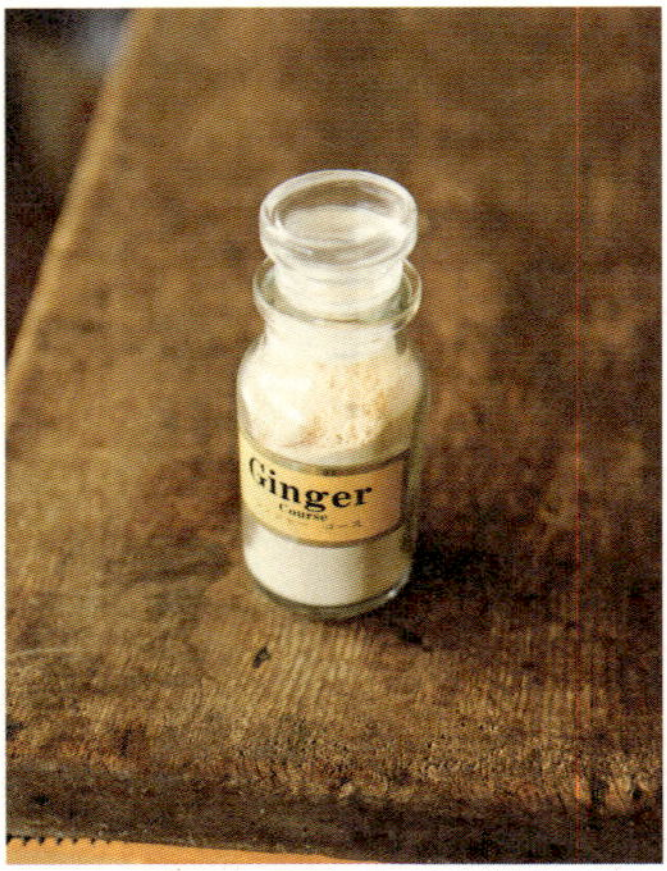

さっと使えるジンジャーパウダーを愛用。「しょうがを買い忘れてしまったときでも、これさえあれば大丈夫だからとても便利です。パラパラっとふるだけで使い勝手もいい」。朝岡スパイスのものが風味がよくておすすめだそう。

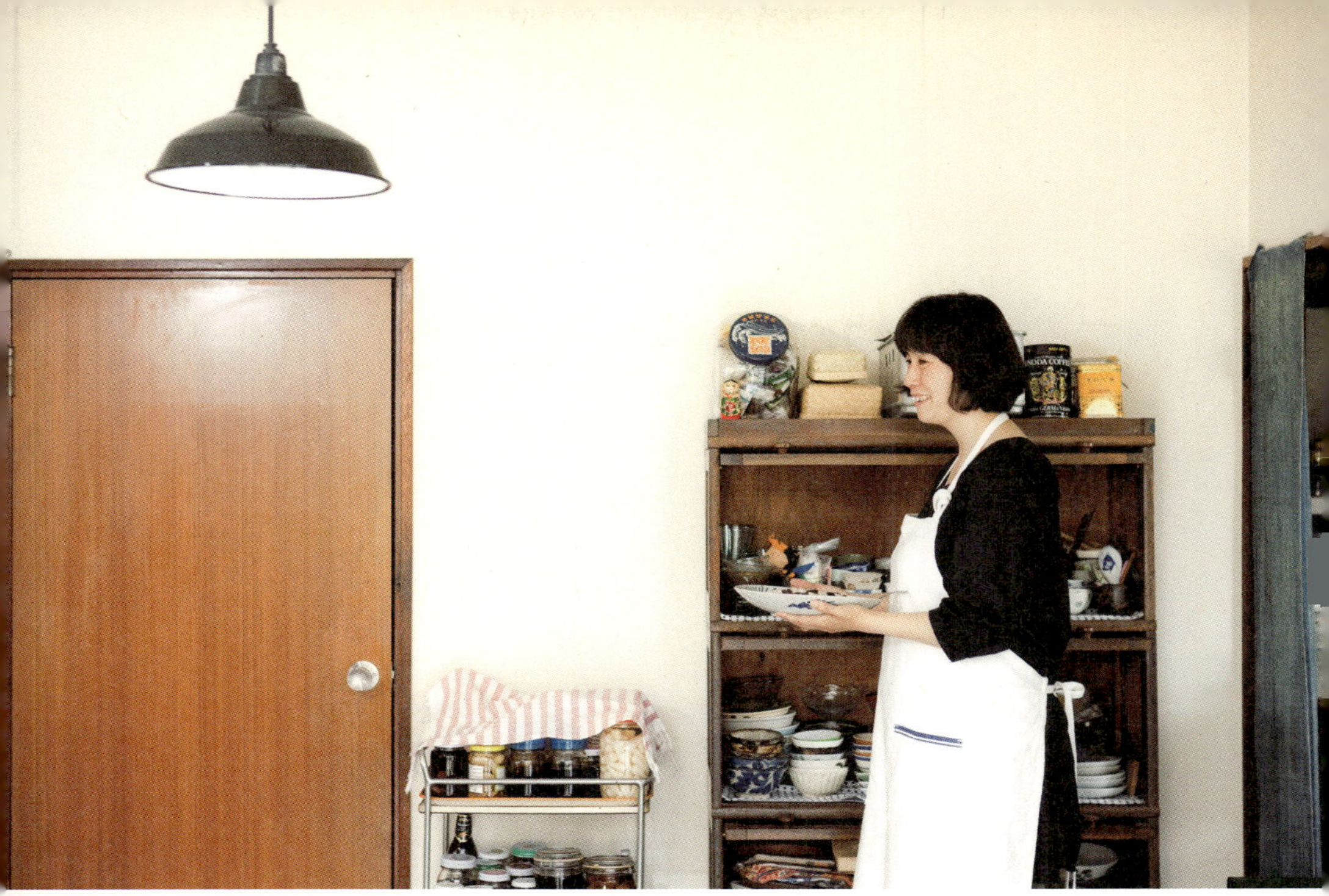

体が冷えてしまったら、足湯と靴下で応急処置。

とはいえ、日本の夏は過剰に冷えている場所は多く、いくら対策をして出掛けても体を冷やしてしまうことはあるそうで……。

「体を冷やすと具合が悪くなるのですぐにわかるのですが、そういうときはすぐ足湯をするようにしています。冬も体が冷えたなとか、調子が悪いなと思ったら、すぐに足湯。特に調子が悪いときは、靴下を2枚重ねて履きます。日頃から気をつけていますが、特に冷えてしまったら、とにかく下半身を積極的に温めますね」。

瀬戸口さんの冷えとり暮らし

- 暑い時期でも冷房はなるべく使わない。
- 寒い時期は、温かいものを飲む。
- 暑い時期は、特に暑すぎる場合を除いて、常温のもの、もしくは温かいものを飲む。
- 常に下半身を温かくしておく。
- 湯船に毎日浸かって体をよく温める。
- 寒い時期は湯たんぽや電子レンジで温めて使用できるぬかの湯たんぽを使用する。
- 暑い時期でも素足にはならない。
- 体が冷えたら足湯をする。

冬の冷えは、陶器製の湯たんぽで解消。

冬は、ほかにも、布団の中に湯たんぽを入れておいたり、友達が作ってくれたというぬかの湯たんぽ（ぬかぽん）を電子レンジで温め、それをおなかや肩にのせたりして温める工夫も。

「湯たんぽは陶器のもののほうがじんわりと温かさが伝わり、冷めにくい。ぬかぽんは特に寒いときに愛用しています。それから、冬はゆずの皮の入浴剤をよく使っています。愛用している市販品があるのですが、料理でゆずを使ったときはその皮を入れて入浴剤代わりに。体の芯から温まるんです」。

冷えとりを始めたら生理の症状が軽くなったと話す瀬戸口さん。以前は気づかなかったという心の変化もわかるようになったそうです。

「体が冷えているとイライラしているんですね。だからそういうときは体を温めて落ち着けて……。つくづく心と体はつながっているんだなぁと実感しています」。

中国茶でも体を温める作用があるといわれる〝岩茶〟というお茶を愛飲。

「中国茶は作りおきしても味が変わらないので、朝たくさん作って水筒に入れておきます」。

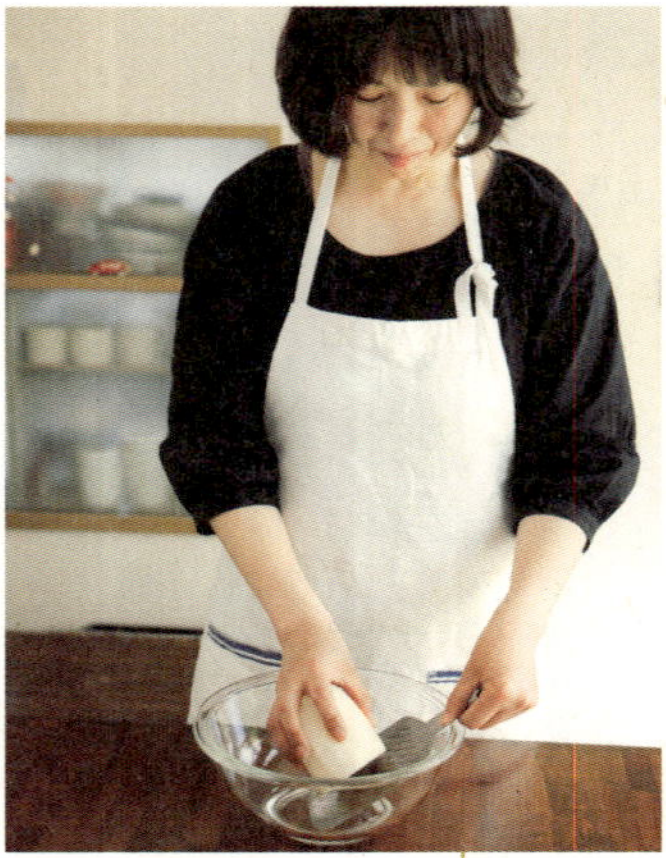

「子どもが調子が悪いときは、しょうがをすって梅シロップを混ぜたものを飲ませたりもしています」と瀬戸口さん。

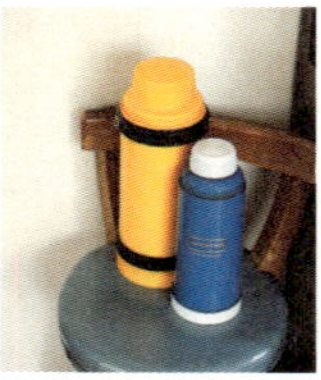

せとぐち・しおり
料理家。宮城県出身。今はなき吉祥寺の「諸国空想料理店ＫｕｕＫｕｕ」で、料理家の高山なおみさんと出会い料理家に。著書に『家で／つくる／たべる／おやつ』（アノニマ・スタジオ）などがある。

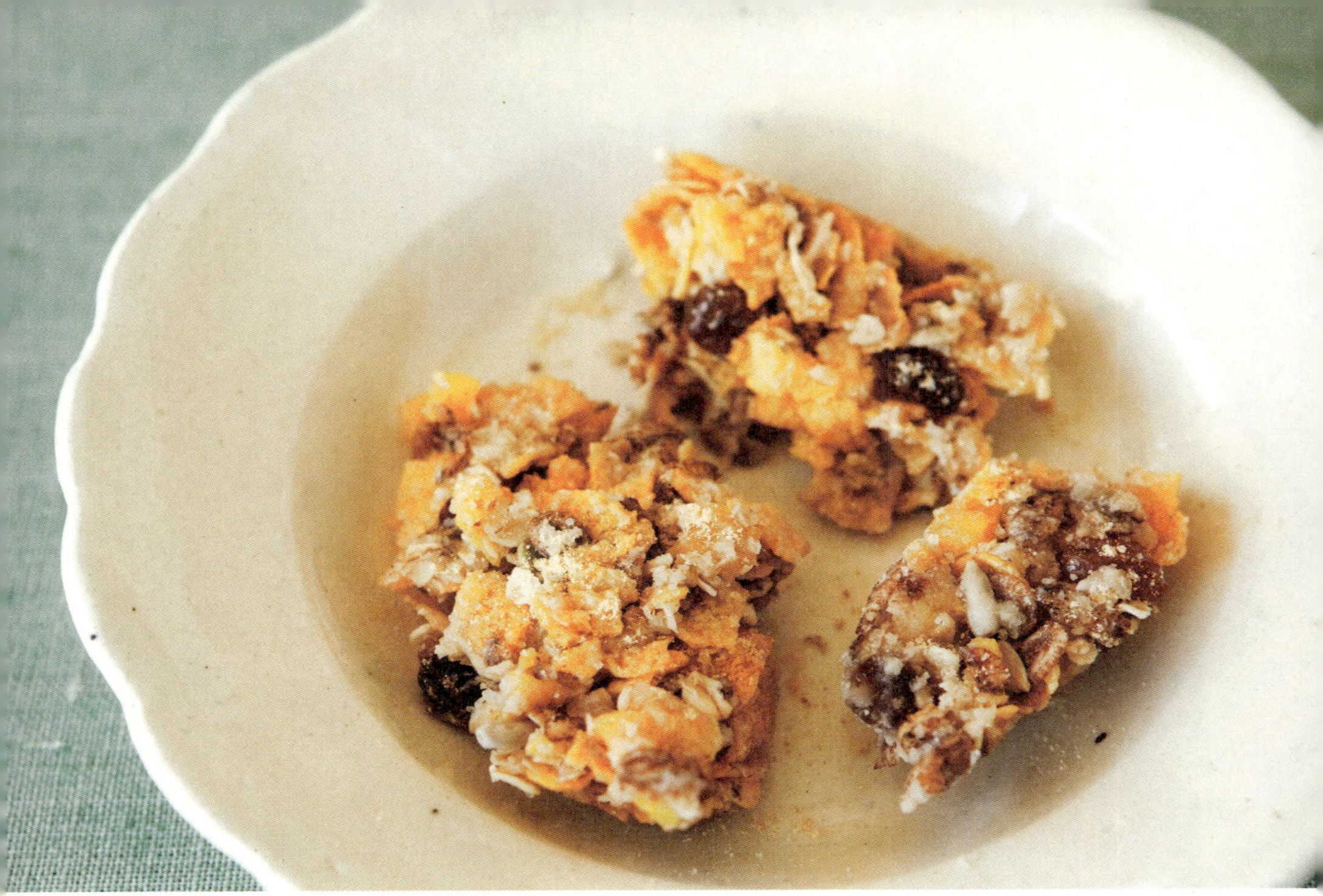

通年

ミューズリーバー

いつものおやつにも、最後にジンジャーパウダーをふって体にうれしいひと工夫。ひと味違うおいしさです。

材料（15×20cmのバット　1台分）
ドライマンゴー　50g
ミューズリー　70g
コーンフレーク（無糖）　30g
きび砂糖　80g
水　大さじ1
菜種油　大さじ1
ジンジャーパウダー　小さじ1/3

作り方

1　バットにオーブンシートを敷く。ドライマンゴーは1cm角くらいに切り、ミューズリー、コーンフレークと混ぜる。

2　小鍋にきび砂糖、水を入れてふたをし、中火にかけて様子をみながら2～3分加熱する。きび砂糖が溶けて薄茶色になってきたら、ふたをあけ、火を止めて菜種油を加えて混ぜる。

3　すぐに1のミューズリー、コーンフレーク、ドライマンゴーを加え、ゴムべらで全体を混ぜて絡め、バットに流し込んで表面を平らにならす。

4　粗熱が取れたら、食べやすい大きさに切り込みを入れて、冷蔵庫で1時間冷やし固める。

5　完全に固まったら切り込みにそって手で割り、ジンジャーパウダーをふっていただく。

通年

きなことしょうが風味のどら焼き

生地にはきなこの風味を加えて、
あんこにしょうがを効かせた
どら焼きは、意外なおいしさ。
しょうがの量は好みで構いませんが
あまり入れすぎるとパンチが効きすぎるので注意。
甘みがしっかりついた生地なので、
あんこは甘さ控えめのものがおすすめです。

材料（8個分）

- 卵　1個
- はちみつ　大さじ1
- きび砂糖　35～40g
- 水　大さじ2
- 豆乳　大さじ1
- 薄力粉　60g
- きなこ　大さじ1
- ベーキングパウダー　5g
- サラダ油　少々
- しょうが（皮つきのまますりおろし）　少々
- あんこ（粒あん）　120～150g

作り方

1 生地を作る。ボウルに卵を割り入れ、はちみつ、きび砂糖、水、豆乳を入れて泡立て器でよく混ぜる。

2 ふるった薄力粉、きなこ、ベーキングパウダーを1に加えてよく混ぜ、そのまま30分おいて生地を休ませる。

3 フライパンを中火で熱してサラダ油をひき、キッチンペーパーでふいて弱火にしてから生地を大さじ1分流し込み、直径約6cmの円になるようにととのえる。

4 表面にプツプツと穴があいてきたら裏返し、さっと焼いてキッチンペーパーにのせ、冷ます。

5 粗熱が取れたら、2枚ひと組にしてしょうがを混ぜたあんこを挟む。

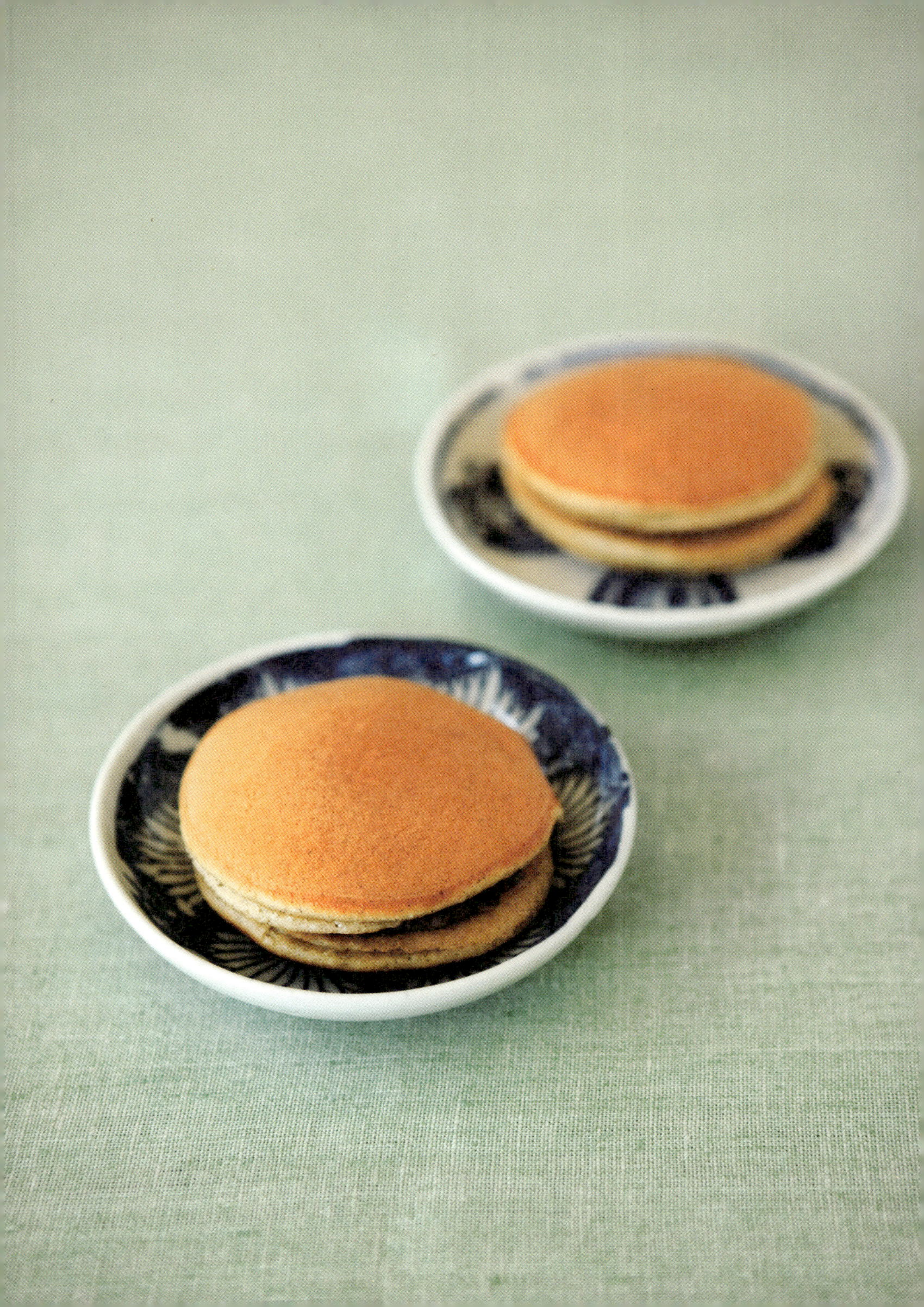

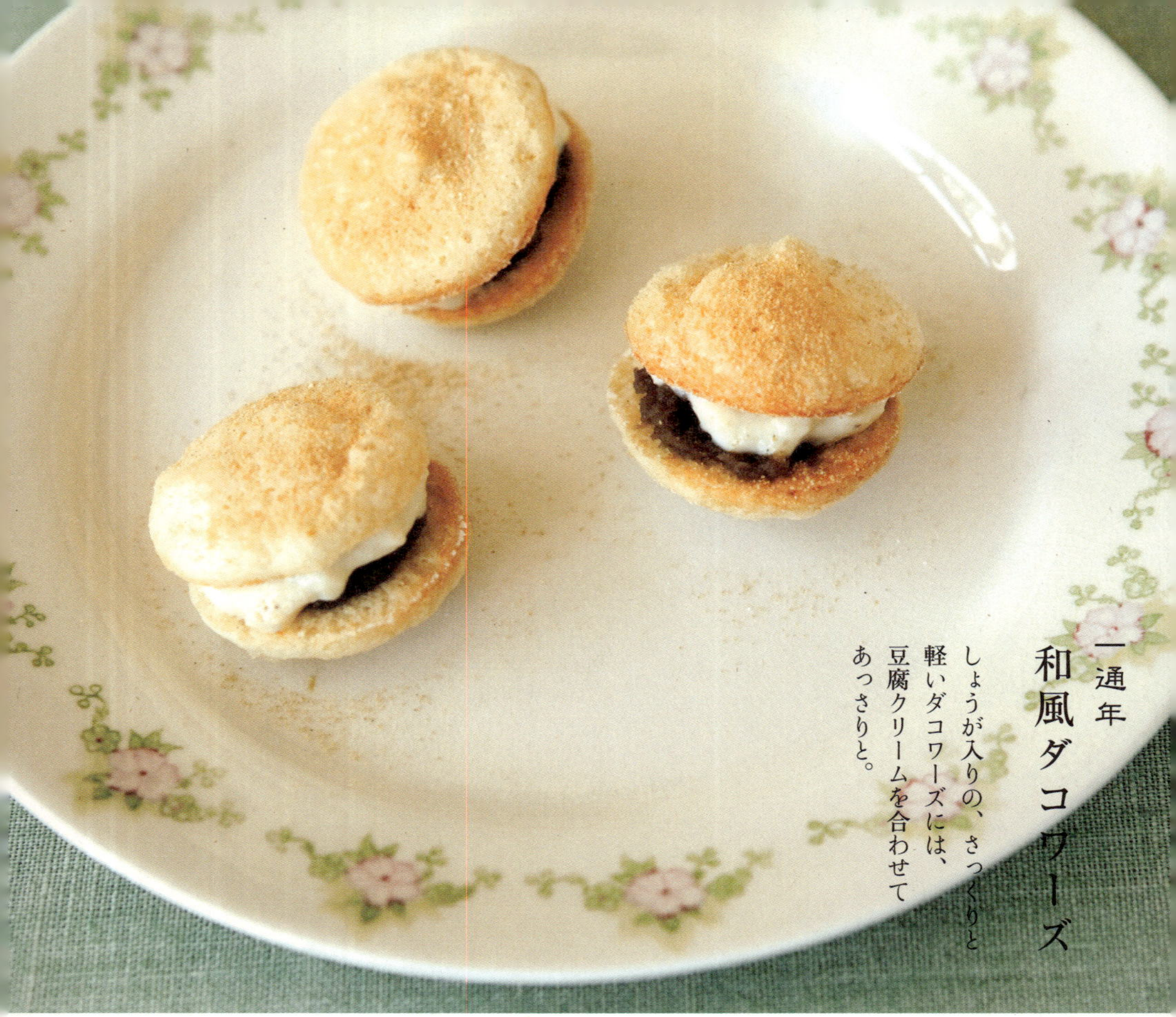

通年

和風ダコワーズ

しょうが入りの、さっくりと軽いダコワーズには、豆腐クリームを合わせてあっさりと。

材料（10個分）

【生地】

アーモンドパウダー　20g

A
- 米粉　15g
- 粉糖　25g
- ジンジャーパウダー　小さじ1/3

卵白　2個分

洗双糖　20g

【フィリング】

豆腐（木綿）　100g

メープルシロップ　大さじ1/2

塩　少々

あんこ（粒あん）　適量

きなこ　適量

作り方

1　生地を作る。Aを合わせてふるう。

2　ボウルに卵白を入れ、ハンドミキサーで角が立つまでしっかり泡立てたら、洗双糖を3回に分けて加え混ぜる。

3　2に1を加えてゴムべらでさっくりと混ぜ合わせる。

4　直径1cmの丸口金をセットした絞り袋に3を入れ、オーブンシートを敷いた天板に直径3cmの円になるように丸く絞り出す。

5　上から粉糖（分量外）を茶こしに入れながら2回ふり、160度のオーブンで12～15分焼く。焼き上がったらオーブンシートごと網の上などにおいて冷ます。

6　フィリングを作る。豆腐をさっとゆでたら、重石をのせて1時間ほど水切りをする。

7　フードプロセッサーに豆腐とメープルシロップ、塩を入れてかける。

8　5を2個ひと組にして7のクリームとあんこを挟み、きなこをふる。

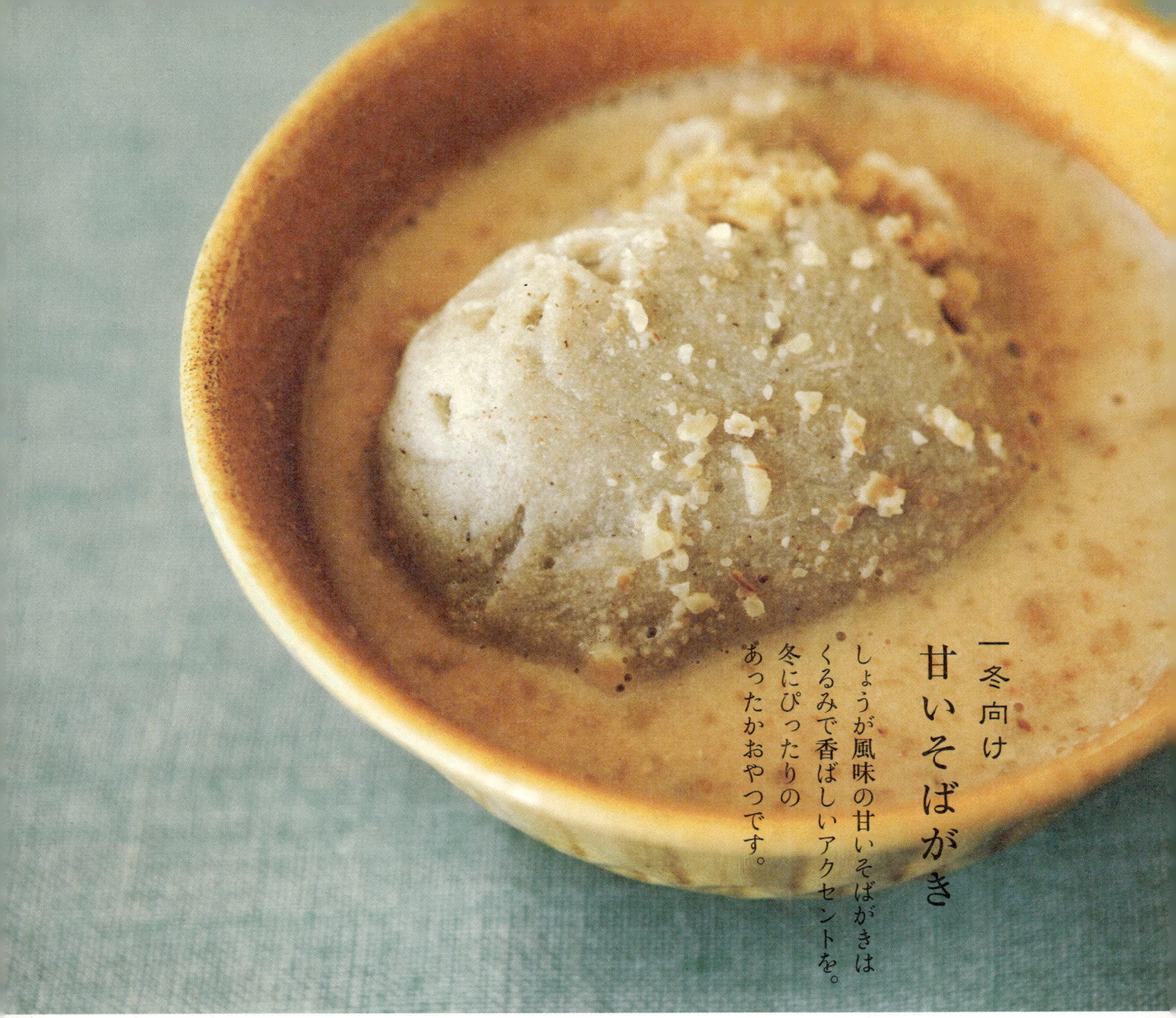

冬向け 甘いそばがき

しょうが風味の甘いそばがきはくるみで香ばしいアクセントを。冬にぴったりのあったかおやつです。

材料（2人分）
水 1と1/2カップ
洗双糖 1/2カップ
くるみ（粗みじん切り） 大さじ3
しょうがの搾り汁 少々
A そば粉 75g
　水 200ml

作り方
1 小鍋に水と洗双糖を入れて火にかけ、洗双糖が溶けたらくるみとしょうがの搾り汁も加える。
2 雪平鍋にAを入れて泡立て器でよく混ぜながらそば粉を溶かす。
3 ぬれタオルを用意してから、2を強火にかけ、沸騰するまで手早くかき混ぜながら加熱する。
*手が熱くなるので注意！
4 粘り気が出てきたらゴムべらに持ちかえ、力を入れながらかき混ぜる。
5 4の鍋を火からおろし、ぬれタオルの上におく。きめ細かくなるよう、よく練り混ぜたら、ゴムべらを水で塗らして2つに切り分け、形をととのえる。
6 5を器によそい、温めた1のシロップをかける。

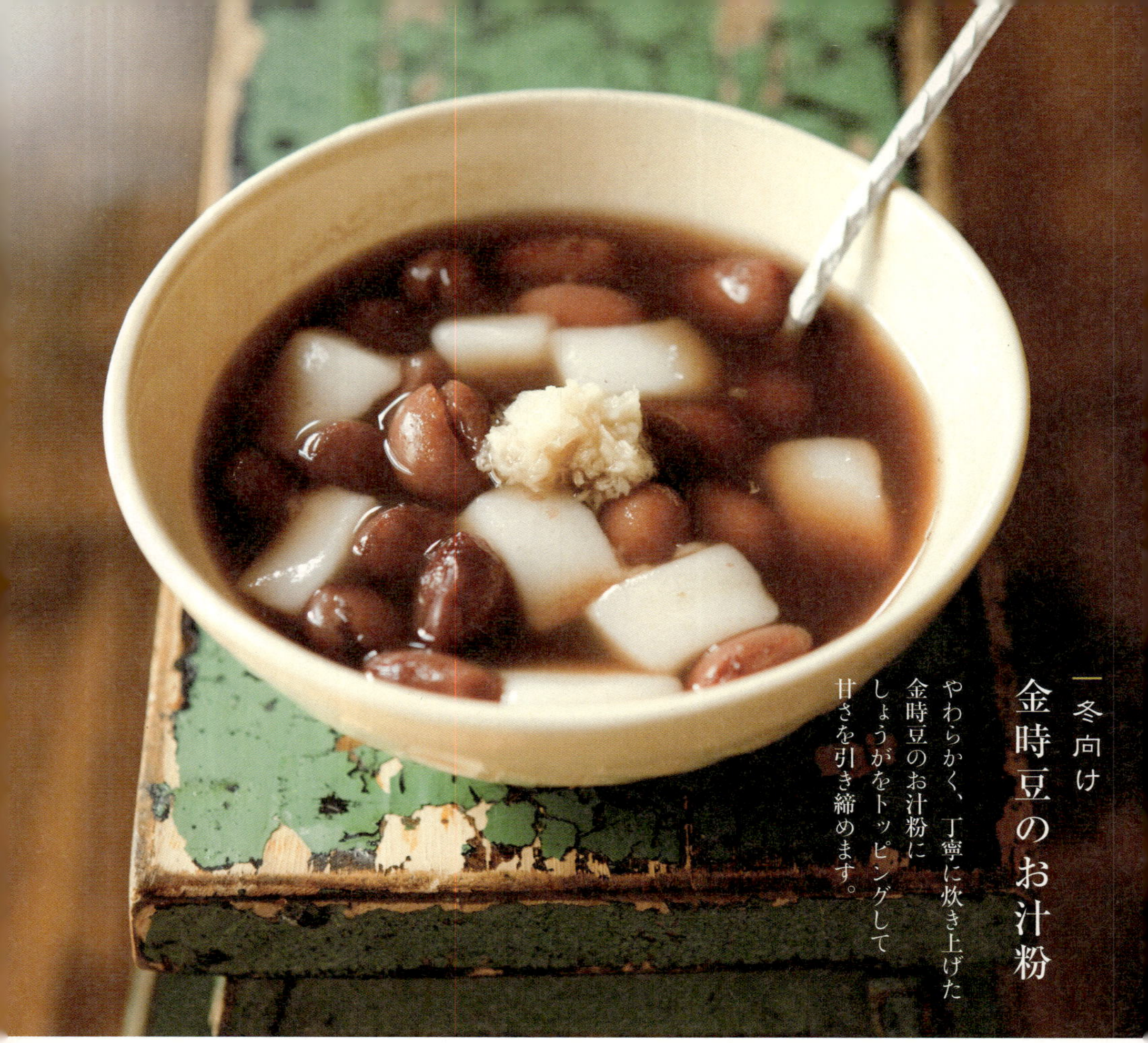

冬向け

金時豆のお汁粉

やわらかく、丁寧に炊き上げた
金時豆のお汁粉に
しょうがをトッピングして
甘さを引き締めます。

材料（2人分）

【金時豆煮】（作りやすい分量）

金時豆　300g
重曹　小さじ1/4
洗双糖　250g
塩　ひとつまみ

【具材】

餅（2㎝角に切る）　2個
しょうが（皮つきのまますりおろし）　少々

作り方

1　金時豆煮を作る。金時豆をさっと洗って鍋に入れ、かぶるくらいの水（分量外）と重曹を加えてひと晩おく。
2　**1**を中火にかけ、沸騰直前でゆでこぼすが、少し（180㎖ぐらい）煮汁を取っておく。
3　豆を鍋に入れ、**2**の煮汁と少しぬるめの湯（分量外）を豆がかぶるくらい注ぎ、洗双糖の1/2量を加える。オーブンシートを落としぶた代わりにして弱火で煮る。
4　40分ほど煮たら残りの洗双糖を加え、煮汁が豆よりも減っていたらさし湯をする。
5　豆が芯までやわらかくなったら塩を加えて火を止める。
6　別の鍋に水（分量外）を入れて中火にかけ、沸騰したら餅を入れてさっとゆでる。
7　器に**6**を入れ、**5**を適量かけてしょうがをのせる。

＊残った豆は冷蔵庫で5日間保存可能。冷めてから保存容器に移し冷蔵庫で保存します。汁ごと冷凍も可能です。

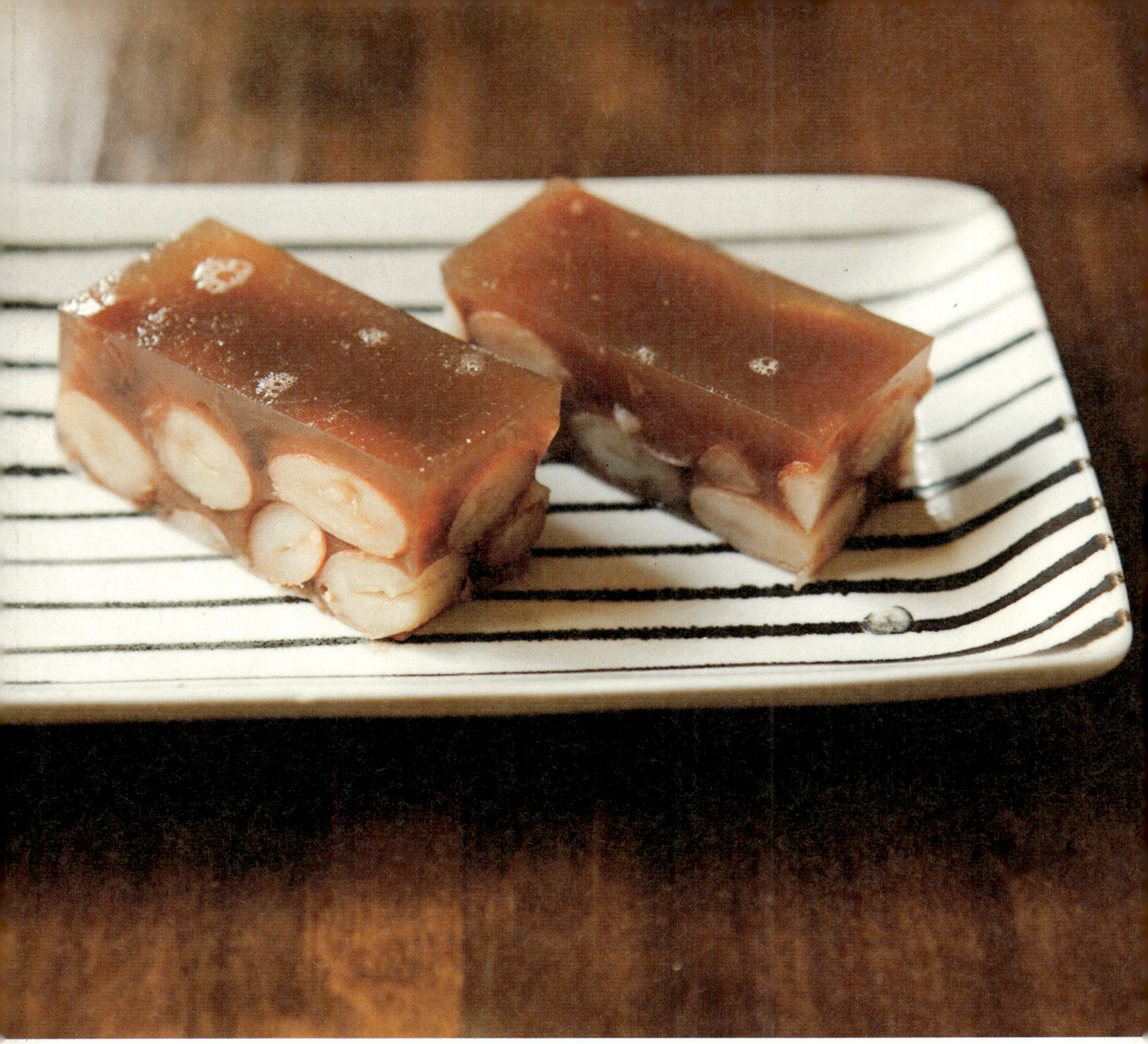

夏向け

金時豆寒

お汁粉で使った金時豆煮を、
夏は寒天にして。
つるるんとしたのどごしがおいしいです。

材料（15×13・5㎝×高さ4・5㎝の型　1台分）
金時豆煮（汁ごと／P60）　2カップ
粉寒天　4g
水　100ml

作り方
1　鍋に金時豆煮を汁ごと入れ、粉寒天、水を加えて火にかける。
2　混ぜながら沸騰直前まで加熱し、粉寒天が溶けたら水でぬらした型に流し込む。常温まで冷ましたら冷蔵庫に入れて冷やし固める。
3　固まったら型から抜き、切り分けていただく。

第二章

〝温め食材〟で体を冷やさないおやつ。

しょうがのおやつをめいっぱい楽しんだら、今度は体を温める食材（＊）を使ったおやつはいかがでしょう？第一章でしょうがおやつを紹介してくださったみなさんに、今度は温め食材を使ったおいしいおやつをテーマ別に教えてもらいました。

体を冷やさないおやつというと、なんだかとっても特別な気がしますが、どれも身近な食材を使ったもので、レシピを読み進むだけでもおいしそう！　と思っていただけるはず。気になるものから、どうぞ召し上がれ。

＊第3章で、医学博士の川島朗先生に詳しくお話を聞いていますが、東洋医学では、古代中国の思想、陰陽や四性の考えに基づき、食材を、体を温める食材、穏やかな性質の食材、体を冷やす食材の3つに分けることができます（P102の食材表参照）。ここでは、体を温める食材を積極的に使いながらおやつを紹介しています（ただし、一部体を冷やす食材も併せて使っています）。

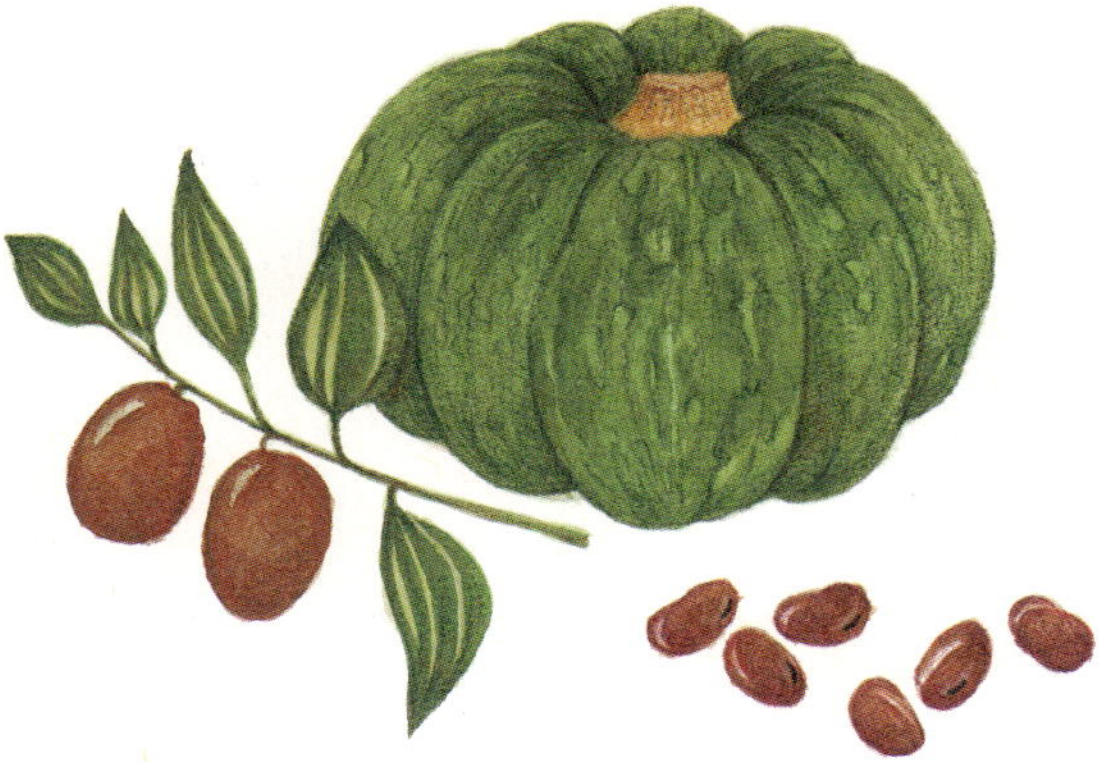

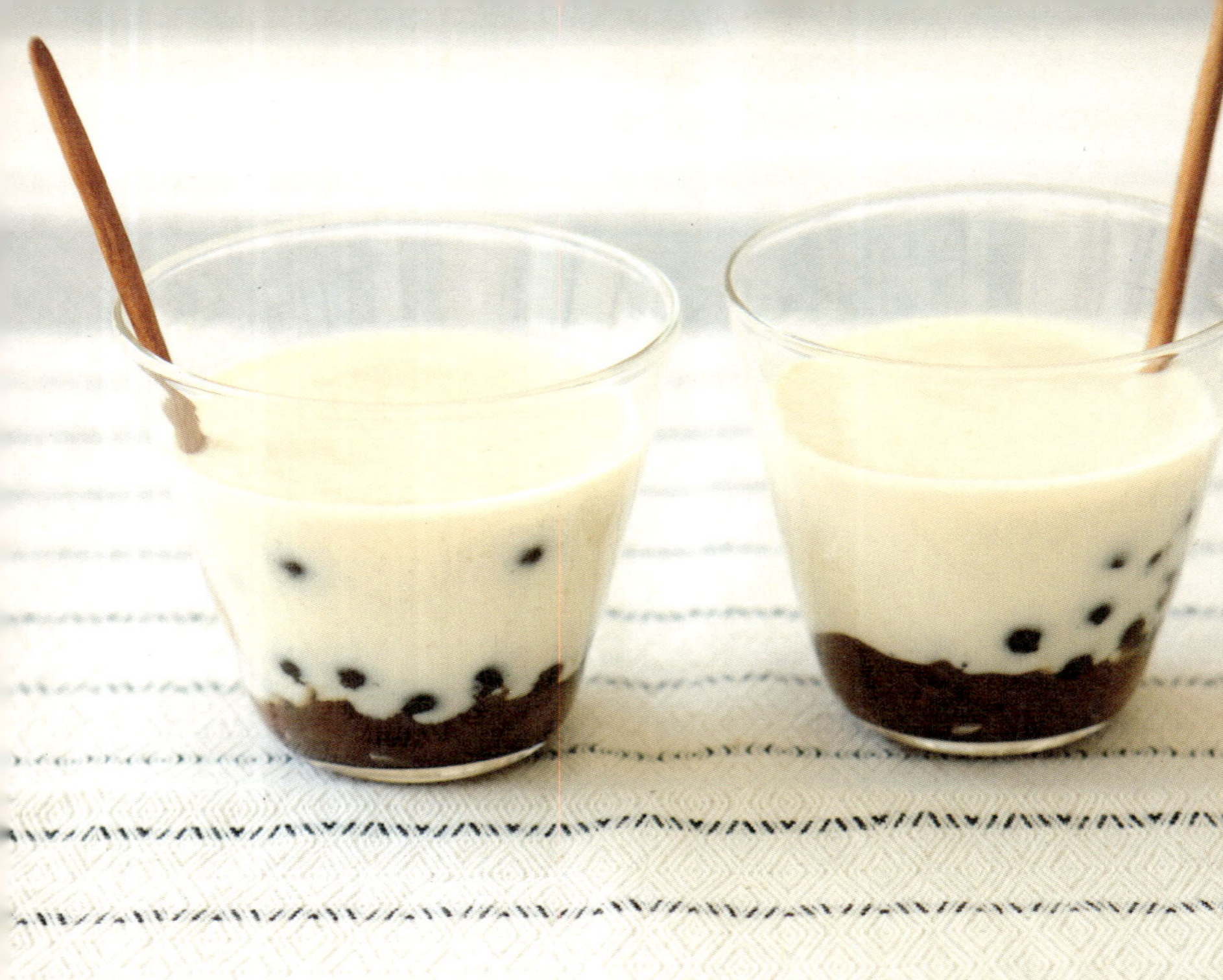

内田真美さんの「台湾風」で体が冷えないおやつ

大の台湾好きの内田さんには、しょうが以外の食材でも、やっぱり「台湾」をテーマに、おいしいおやつを紹介してもらいました。

冬向け

杏仁豆乳ぜんざい

くず粉でとろみをつけた、やさしい食感のぜんざい。ぐるぐると混ぜて、あんこの甘み、タピオカの食感と共に味わいます。

材料（4人分）
杏仁霜　30g
きび砂糖　小さじ2
豆乳　200ml
水　大さじ2
くず粉　小さじ2
あんこ（粒あん）　大さじ4＊
ゆでタピオカ　大さじ4＊
＊1人各大さじ1ずつです

※タピオカのゆで方
湯を沸かしてタピオカを入れ、20分くらい強火でゆでたら火を止めてふたをし、そのままの状態で放置する。20分たったら再度20分くらい強火でゆでる。これを3回ほど繰り返し、冷水に取る。タピオカは中華街、中華食材専門店などで手に入る。

作り方
1　小鍋にふるった杏仁霜、きび砂糖を入れ、泡立て器で混ぜながら豆乳を少しずつ加え、よく混ざったら弱火にかけて温める。
2　全体が温まったら、泡立て器で混ぜながら分量の水で溶いたくず粉を少しずつ加える。鍋の縁からふつふつと泡が立ち、全体がとろっとしたら火からおろす。
3　器にあんこ、ゆでタピオカを入れ、上から熱い**2**の杏仁豆乳を流し入れる。

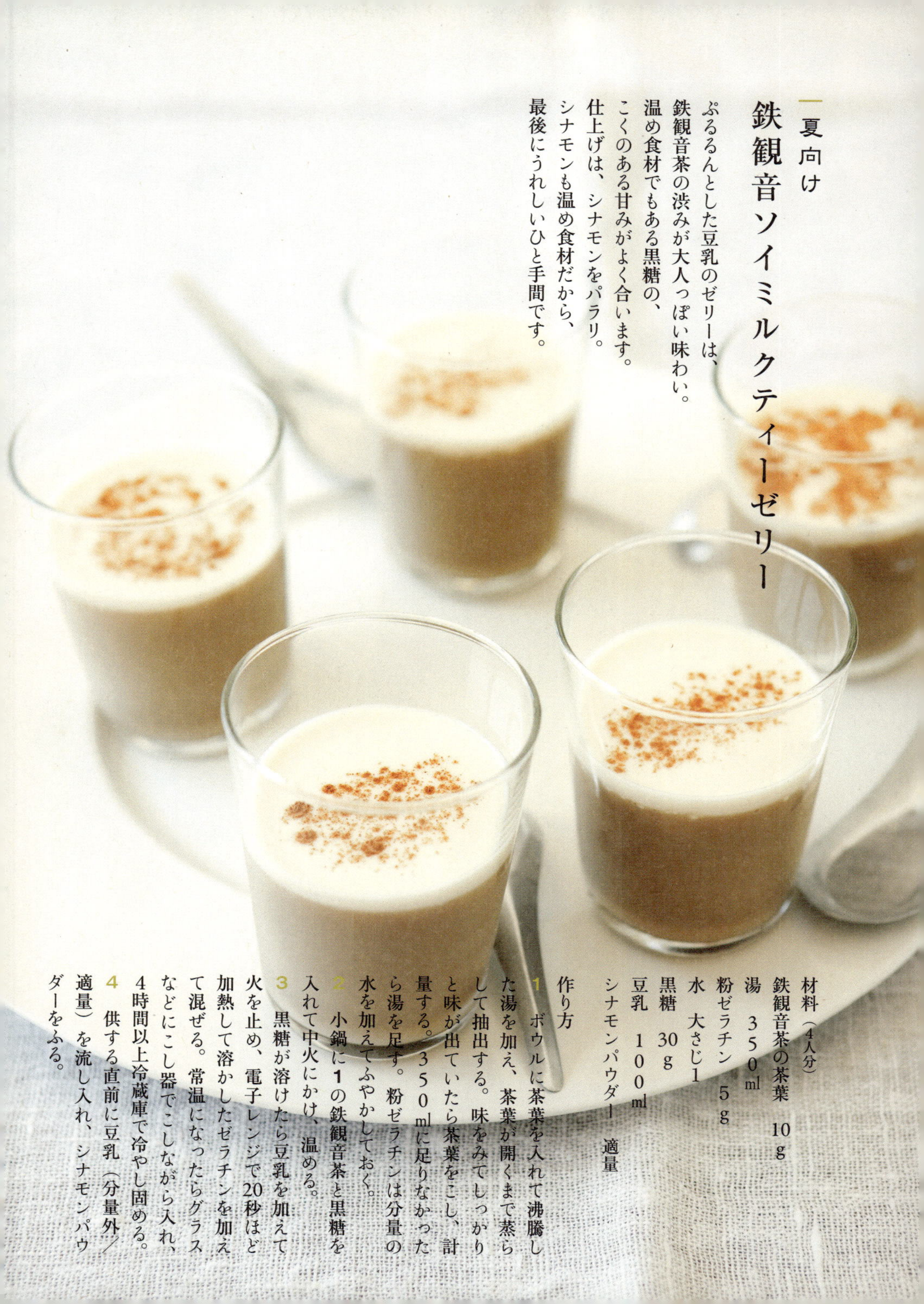

夏向け

鉄観音ソイミルクティーゼリー

ぷるるんとした豆乳のゼリーは、
鉄観音茶の渋みが大人っぽい味わい。
温め食材でもある黒糖の、
こくのある甘みがよく合います。
仕上げは、シナモンをパラリ。
シナモンも温め食材だから、
最後にうれしいひと手間です。

材料（4人分）
- 鉄観音茶の茶葉　10g
- 湯　350ml
- 粉ゼラチン　5g
- 水　大さじ1
- 黒糖　30g
- 豆乳　100ml
- シナモンパウダー　適量

作り方

1 ボウルに茶葉を入れて沸騰した湯を加え、茶葉が開くまで蒸らして抽出する。味をみてしっかりと味が出ていたら茶葉をこし、計量する。350mlに足りなかったら湯を足す。粉ゼラチンは分量の水を加えてふやかしておく。

2 小鍋に**1**の鉄観音茶と黒糖を入れて中火にかけ、温める。

3 黒糖が溶けたら豆乳を加えて火を止め、電子レンジで20秒ほど加熱して溶かしたゼラチンを加えて混ぜる。常温になったらグラスなどにこし器でこしながら入れ、4時間以上冷蔵庫で冷やし固める。

4 供する直前に豆乳（分量外／適量）を流し入れ、シナモンパウダーをふる。

—夏向け

ジャスミンティー寒

はちみつレモンシロップ

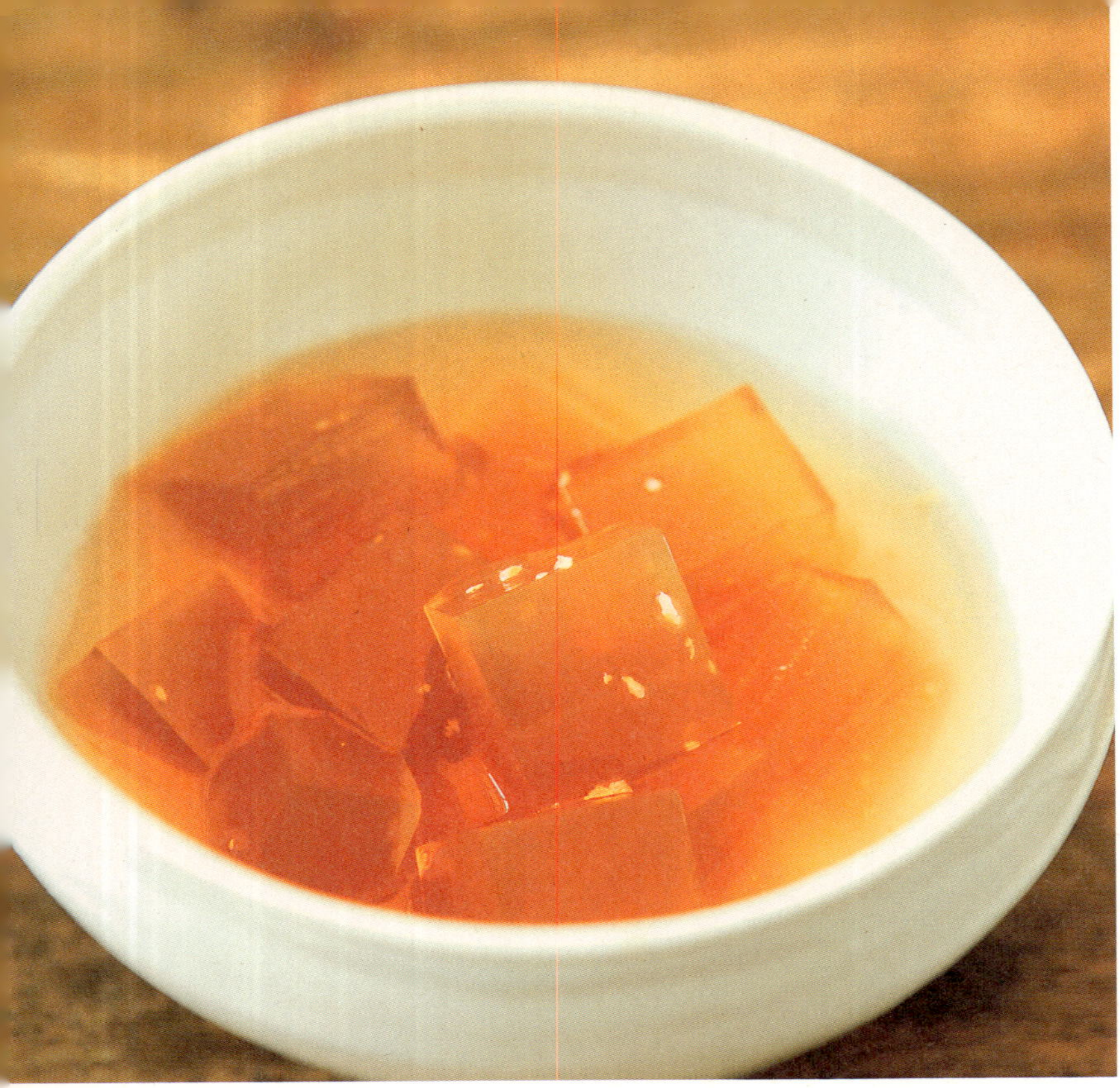

台湾のデザート愛玉子（オーギョーチ）のイメージで
体を温める効果のあるジャスミンティーを
つるるんとした食感の寒天に仕上げました。

材料（4人分）

【ジャスミンティー寒】
ジャスミンの茶葉　5g
湯　500ml
きび砂糖　15g
粉寒天　3g

【はちみつレモンシロップ】
はちみつ　80g
湯　100ml
レモン汁　1個分
レモンの皮　1/2個分

作り方

1　ジャスミンティー寒を作る。ボウルにジャスミンの茶葉を入れて沸騰した湯を加え、茶葉が開くまで蒸らして抽出する。味をみてしっかりと味が出ていたら茶葉をこし、計量する。500mlに足りなかったら湯を足して500mlにする。

2　小鍋に1のジャスミンティーときび砂糖を入れて中火にかけ、沸騰直前になったら粉寒天を加えて泡立て器でかき混ぜながら1分ほど加熱する。寒天が完全に溶けたらバットにザルなどでこしながら流し入れ、そのまま冷ます。常温になったら冷蔵庫で冷やす。

3　はちみつレモンシロップを作る。ボウルにはちみつを入れ、混ぜながら湯を加えて冷ます。常温になったらレモン汁とすりおろしたレモンの皮を加え、冷蔵庫で冷やす。

4　ジャスミンティー寒を格子に切って器に盛り、3のシロップをかける。

夏向け

豆花―トウファ

台湾では、豆花の専門店があるくらい
定番のメニュー。
やわらかな食感がうれしい
体にやさしいおやつです。

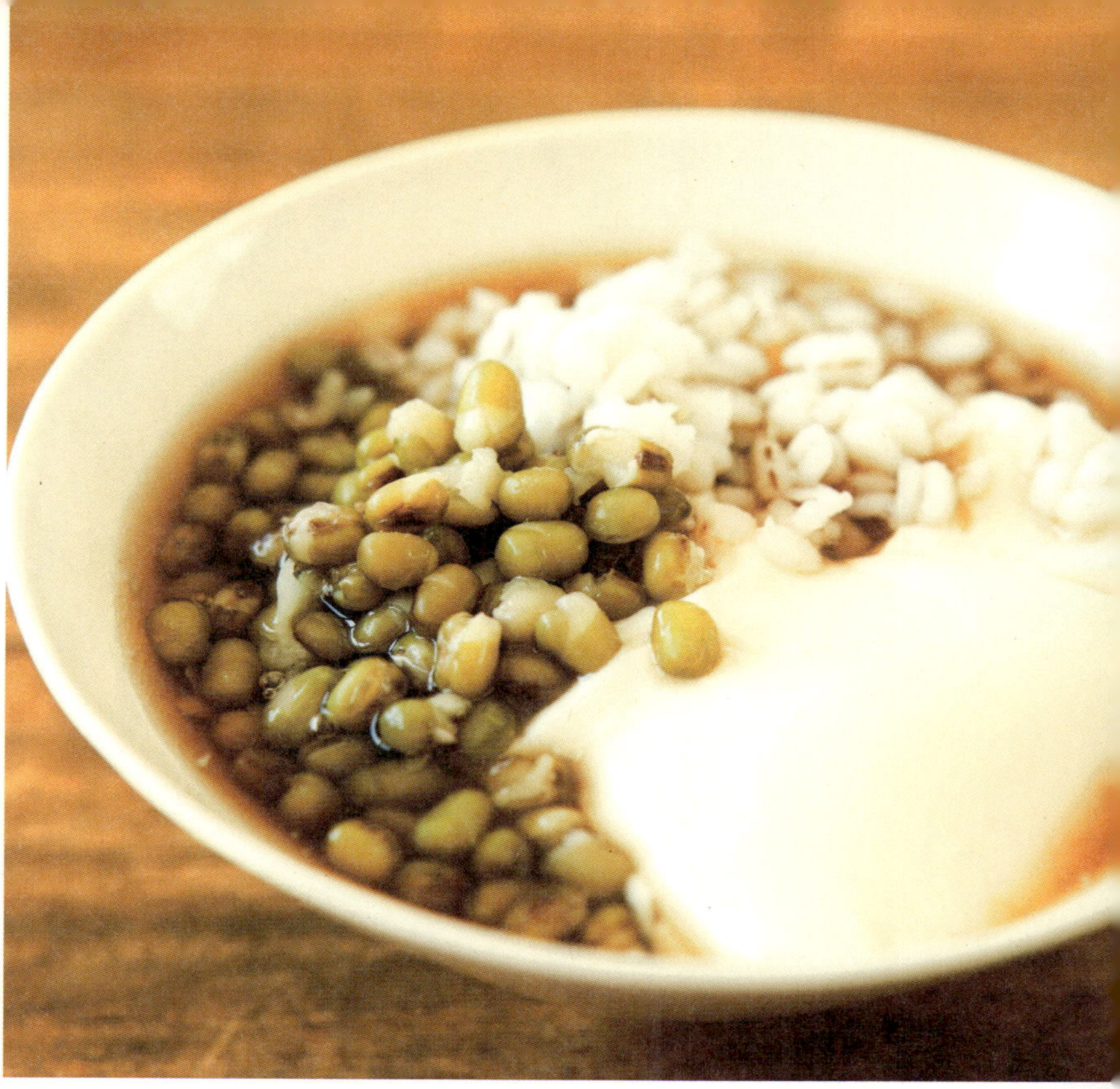

材料（4人分）

【豆花】
粉ゼラチン　5g
水　大さじ1
豆乳　450ml
きび砂糖　25g

【黒糖きびシロップ】
黒糖　40g
きび砂糖　60g
水　300ml
しょうが（皮つきのまま薄切り）　1/2片分
緑豆（ゆでる）　乾燥の状態で50g
押し麦（ゆでる）　乾燥の状態で50g

※緑豆、押し麦のゆで方
緑豆はひと晩水につけてから火にかけて一度ゆでこぼし、やわらかく煮る。押し麦はさっと洗ってから火にかけ、芯がなくなるまでゆでる。

作り方

1　豆花を作る。粉ゼラチンは分量の水を加えてふやかしておく。小鍋に豆乳1/4量ときび砂糖を入れて中火にかけ、きび砂糖が溶けるまで温める。

2　きび砂糖が溶けたら火からおろし、電子レンジで20秒ほど加熱して溶かしたゼラチンを加えて混ぜる。

3　ボウルに残りの豆乳を入れ、**2**をこし器でこしながら加えて混ぜる。容器に流し入れ、4時間以上冷蔵庫で冷やし固める。

4　黒糖きびシロップを作る。小鍋に黒糖、きび砂糖、水を入れて中火にかけ、沸騰したら弱火にしてあくを取りながら完全に砂糖が溶けるまで煮る。

5　あくが出なくなったら火からおろし、しょうがの薄切りを加え、そのまま常温まで冷ましてから冷蔵庫で冷やす。

6　器に緑豆、押し麦をよそい、**3**の豆花をスプーンですくって盛りつけ、**5**のシロップをかける。

冬向け

九份団子ーキュウフンダンゴ

台湾の九份という場所の名物のお菓子をアレンジ。かぼちゃの団子とさつまいもの団子の、2つの異なる食感が楽しいおやつです。

材料（4人分）

【きび砂糖シロップ】
きび砂糖　200g
水　500ml
しょうが（皮つきのまま薄切り）　1/2片分

【さつまいも団子】
白玉粉　30g
水　30ml
さつまいもペースト　50g
キャッサバ粉　20g

【かぼちゃ団子】
白玉粉　30g
水　30ml
かぼちゃペースト　40g
キャッサバ粉　40g

＊キャッサバ粉がなければ片栗粉でもよい

※さつまいもペースト、かぼちゃペーストの作り方
さつまいもは輪切りにして皮をむき、かぼちゃは皮つきのままひと口大に切り、くしがすっと通るまで蒸して冷ます。かぼちゃは皮を取り、両方とも裏ごししてペースト状にし、計量する。

作り方

1　きび砂糖シロップを作る。小鍋にきび砂糖と水を入れて中火にかけ、沸騰したら弱火にし、あくを取りながら完全にきび砂糖が溶けるまで煮る。

2　あくが出なくなったら火からおろし、しょうがの薄切りを加え、そのまま常温で冷ましておく。

3　団子を作る。ボウルに白玉粉を入れ、水を少しずつ加えながらなめらかになるまで練る。そこにペースト、キャッサバ粉を加え、なめらかになるまでよく練る。ここで少し硬いようなら様子をみながら水（分量外）を少し加える。

＊両方とも同様にして作る。

4　鍋に湯を沸かし、中火にかけたままの状態にする。団子をそれぞれ半分に分け、直径1cmの棒状に細長くのばして12等分する（円柱形になる）。もう半分も同様にし、ひとつずつ湯に落とす。団子が浮いてきたらそのまま1分ほど加熱し、冷水に取る。

5　食べる直前に2のシロップを温め、団子はさっと湯に落として温める。

6　器に温めた団子を盛り、熱々のシロップをかける。

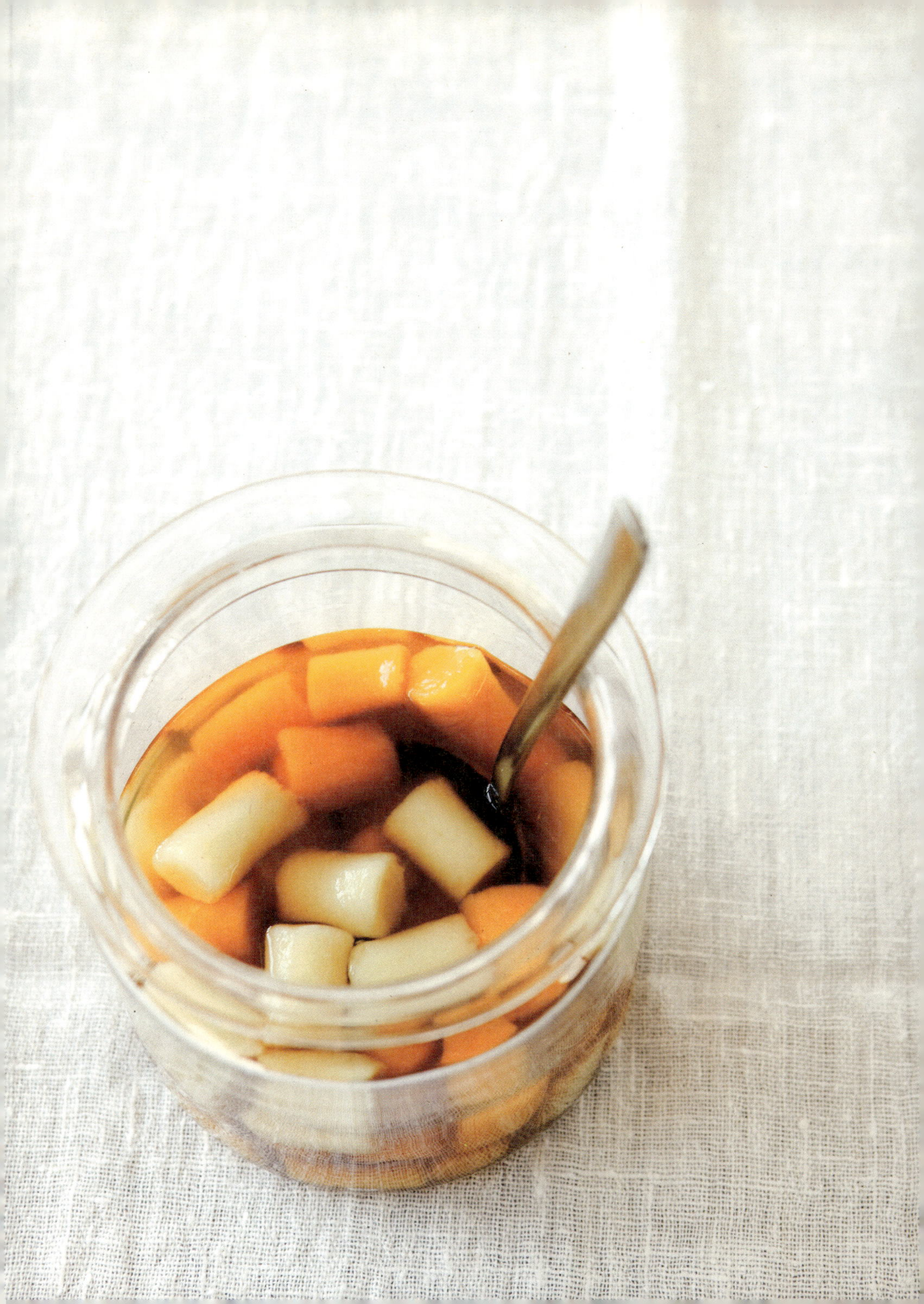

ワタナベマキさんの「お豆と果実で」体が冷えないおやつ

体を冷やさない食材の定番のお豆。豆好きを自称するワタナベさんの「豆使い」も必見のおやつが揃いました。

通年

ドライフルーツとナッツの赤ワイン漬け

ワインでふっくらとみずみずしくなったドライフルーツが絶品です。

材料（作りやすい分量）

A
- 赤ワイン 500ml
- きび砂糖 大さじ3
- シナモンスティック 1本

- レモン汁 1個分
- ドライプルーン 8粒
- ドライフィグ 5粒
- レーズン 20g
- カシューナッツ 約8粒
- くるみ 約8粒
- アーモンド 約8粒

作り方

1 鍋にAを入れて中火にかけ、ひと煮立ちさせる。

2 熱いうちにドライフルーツとナッツを加えてそのまま冷まし、ひと晩ほどおいてから食べる。

*そのままでおいしいですが、食べるときに再度温めて食べてもおいしいです。

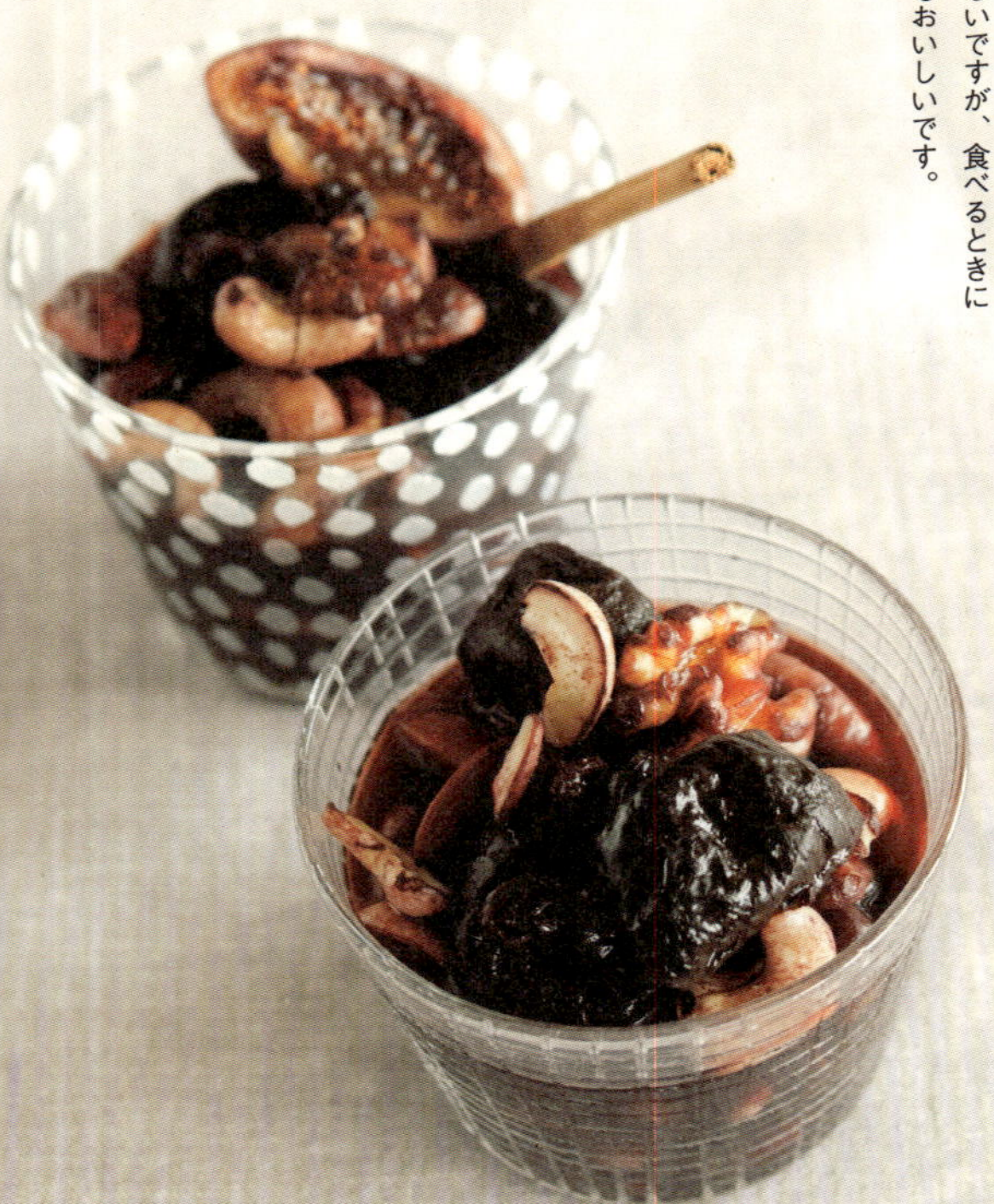

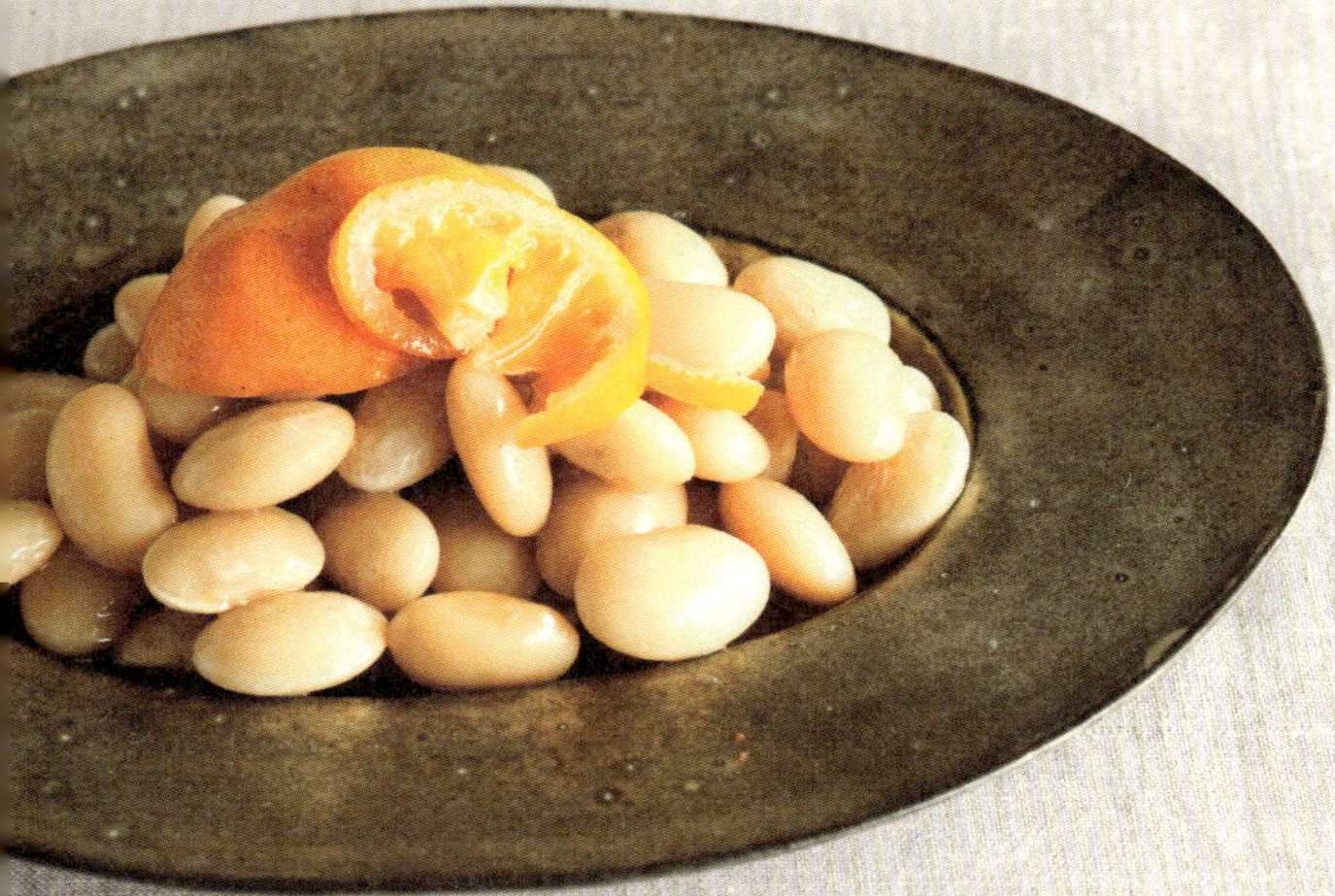

一通年

白花豆の桂花陳酒煮

きんもくせいの香りがただよう
甘いお酒で白花豆をやわらかく炊きます。
温かいものも、冷めたものもおいしいです。

材料（作りやすい分量）
白花豆　200g
レモン　1個
はちみつ　大さじ3
桂花陳酒　400ml
水　200ml

作り方

1　白花豆はさっと洗い、かぶるくらいの水にひと晩浸ける。

2　レモンは、半分は約5㎜厚さの輪切りにし、残りは果汁を搾る。

3　**1**をザルにあけて鍋に入れ、**2**、はちみつ、桂花陳酒、水を加えて中火にかける。煮立ったら弱火にして、約40分煮る。

＊途中で水分がなくなり、焦げそうになったら少しずつ水を足してください。

4　豆がやわらかくなったらでき上がり。

＊水分量が最初の1/3になったらでき上がりの目安です。

通年

なつめとココアのしっとりブラウニー

ほっくりとした食感と、
くせのない、香ばしい風味のなつめは、
実は体を温める食材の代表格。
バターを使わずに
しっとりと仕上げたブラウニーと
よく合います。
スクエア状にカットすれば、
食事のあとのうれしいプティフールにも！

材料（16×16cm×高さ4cmの型　1台分）
卵　2個
きび砂糖　大さじ2
薄力粉　80g
ココアパウダー（無糖）　大さじ3
豆乳　大さじ1
なつめ　12個

作り方
1　卵を卵黄と卵白に分け、卵白は硬めに、ハンドミキサーで角が立つまでしっかり泡立てる。
2　別のボウルに卵黄ときび砂糖を入れて白っぽくなるまで泡立て器でよく混ぜる。
3　2にふるった薄力粉とココアパウダーを加えてゴムべらなどで混ぜ、豆乳も加えて混ぜる。
4　3に1の卵白を2回に分けて加え、卵白の泡をつぶさないようにゴムべらでさっくりと混ぜ、生地がなめらかになったら型に流し入れる。
5　なつめをトッピングし、180度のオーブンで約30分焼く。

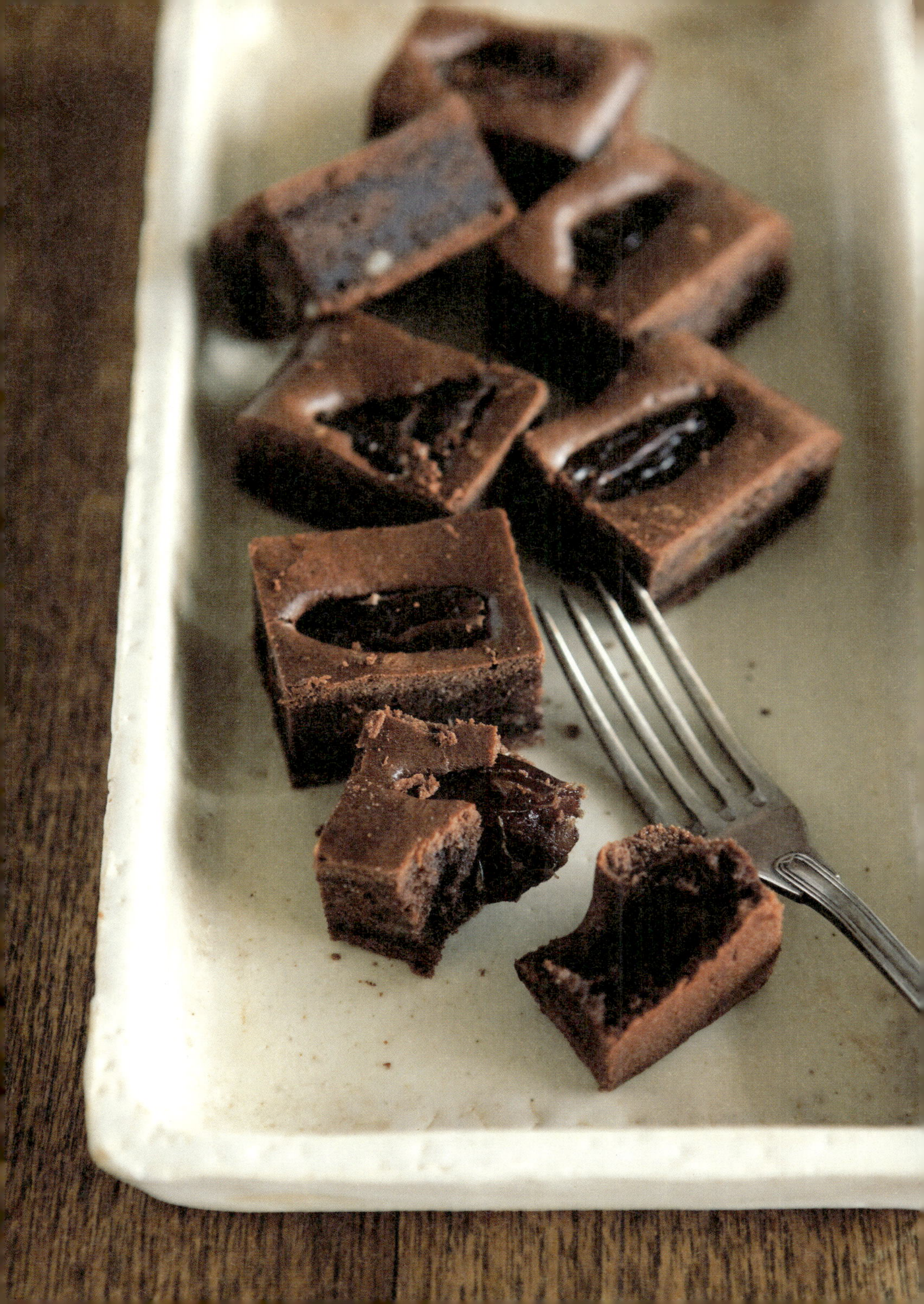

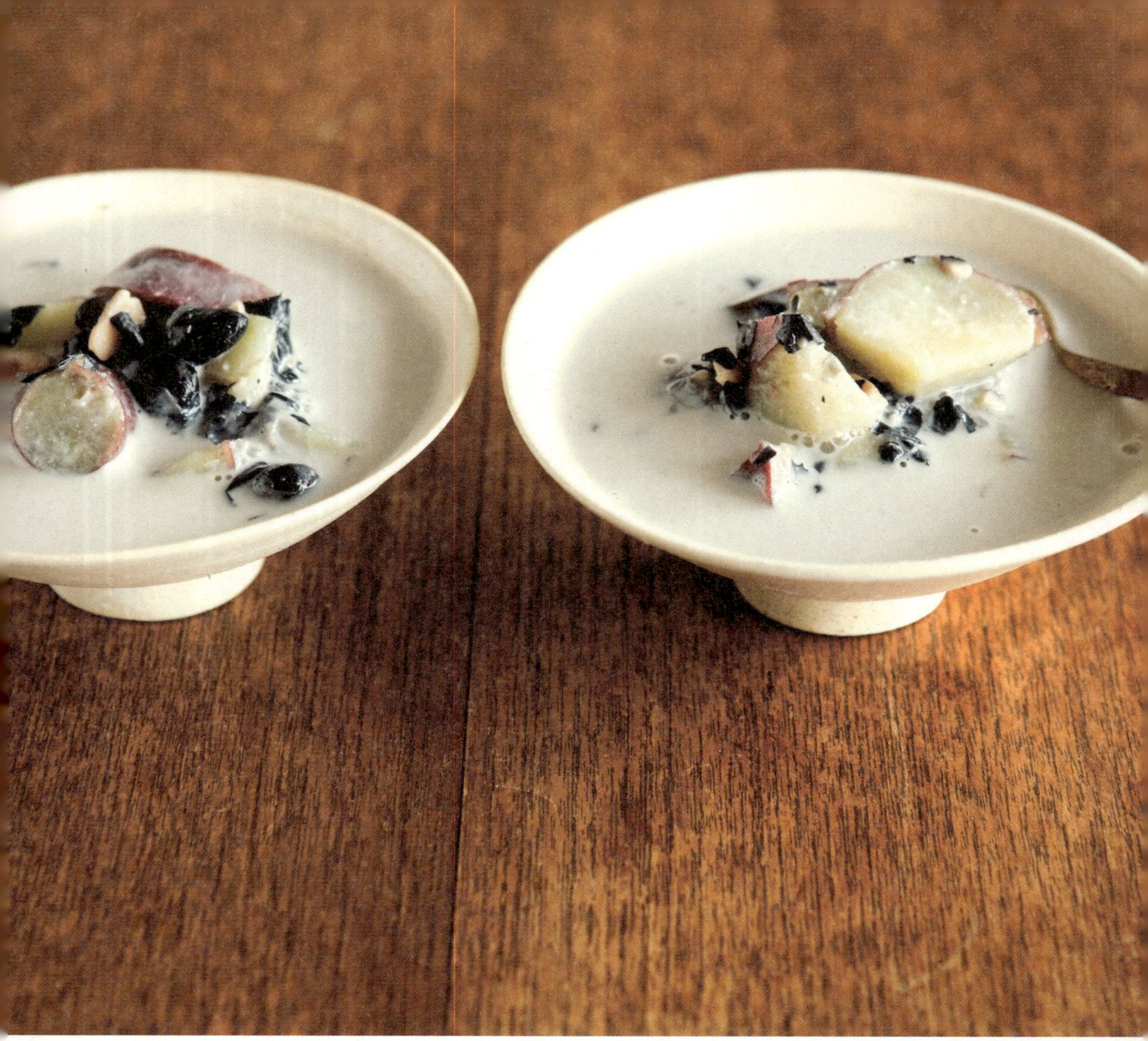

冬向け

黒豆とココナッツのお汁粉

ココナッツミルクとはちみつのやさしい甘さのお汁粉は、やっぱり熱いうちが一番！寒い日にほっとひと息つけるおやつです。

材料（2人分）

さつまいも　1/2本
黒豆（ゆでたもの）　100g
ココナッツミルク　200ml
豆乳　200ml
はちみつ　大さじ2

作り方

1　さつまいもは皮つきのまま乱切りにし、やわらかくなるまで蒸し器で蒸すかゆでる。
2　黒豆はすり鉢で粗めにつぶす。
3　鍋に**1**、**2**、ココナッツミルク、豆乳、はちみつを入れてよく混ぜ、中火にかける。沸騰直前で火を止め、器によそう。

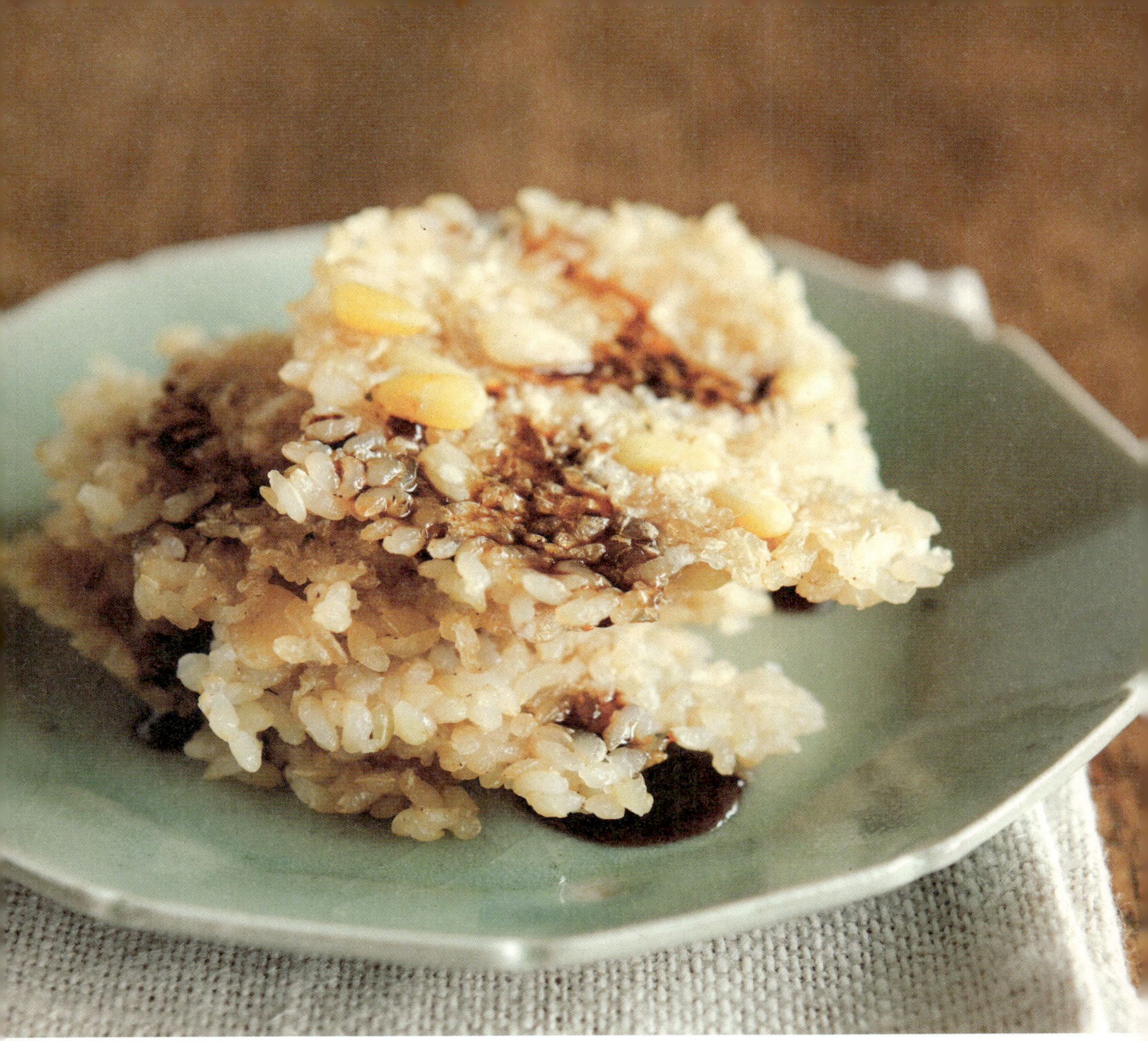

冬向け

玄米と松の実のおせんべい 黒糖シロップがけ

香ばしい玄米のおせんべいには、こっくり甘ーい黒糖シロップをとろり。これが絶妙なおいしさなのです！

材料（2人分）

A ｜黒砂糖　大さじ4
　 ｜水　100ml

玄米（炊いたもの）　茶碗2杯分
松の実　20g
塩　小さじ1/2
菜種油　適量

作り方

1　小鍋にAを入れて弱火にかけ、とろみがつくまで煮詰める。
2　玄米はすり鉢で軽くつぶし、松の実と塩を加えて混ぜ合わせる。
3　**2**を1/4量ずつラップで包み、手かめん棒などで平たくのばす。
4　ラップをはずして電子レンジで1枚につき約3分加熱。裏返して再度3分加熱する。
5　フライパンに菜種油を底から1cmほど入れて180度に熱したら、**4**を入れて軽く色づくまで揚げる。
6　熱いうちに**1**をかけて食べる。

オズボーン未奈子さんの「お野菜で」体が冷えないおやつ

みなさんが大好きな野菜を、
オズボーンさんにおやつにしてもらいました。
「野菜だからこそ」のおいしさです。

通年

玉ねぎとクミンシードのクネッケ

クネッケとは、スウェーデンで食べられている
クラッカーのようなもの。
水分は玉ねぎだけだから、玉ねぎの辛みと甘みがしっかり効いて
いくつでも食べられるおいしさです。
クミンシードで少し風味づけ。

材料（約3×4㎝の長方形　16枚分）

A
- 薄力粉　60g
- 全粒粉（薄力タイプ）　40g
- 白ごま　大さじ2
- クミンシード　小さじ1
- 塩　小さじ1/2

植物油　大さじ1強
玉ねぎ（すりおろす）　60g

作り方

1 ボウルにAを入れて泡立て器でよく混ぜる。

2 植物油を回しかけて手早く全体を手で混ぜたら、両手の指先でこすり合わせて細かいそぼろ状にする。

3 玉ねぎを加え、練らないように生地の中に折り込むようにして混ぜ、生地をひとつにまとめる。

4 打ち粉（分量外の薄力粉）をしたオーブンシートに3の生地をのせ、めん棒で3㎜厚さにのばす。1枚が3×4㎝になるように包丁でカットし、シートごと天板にのせて170度のオーブンで20分焼く。

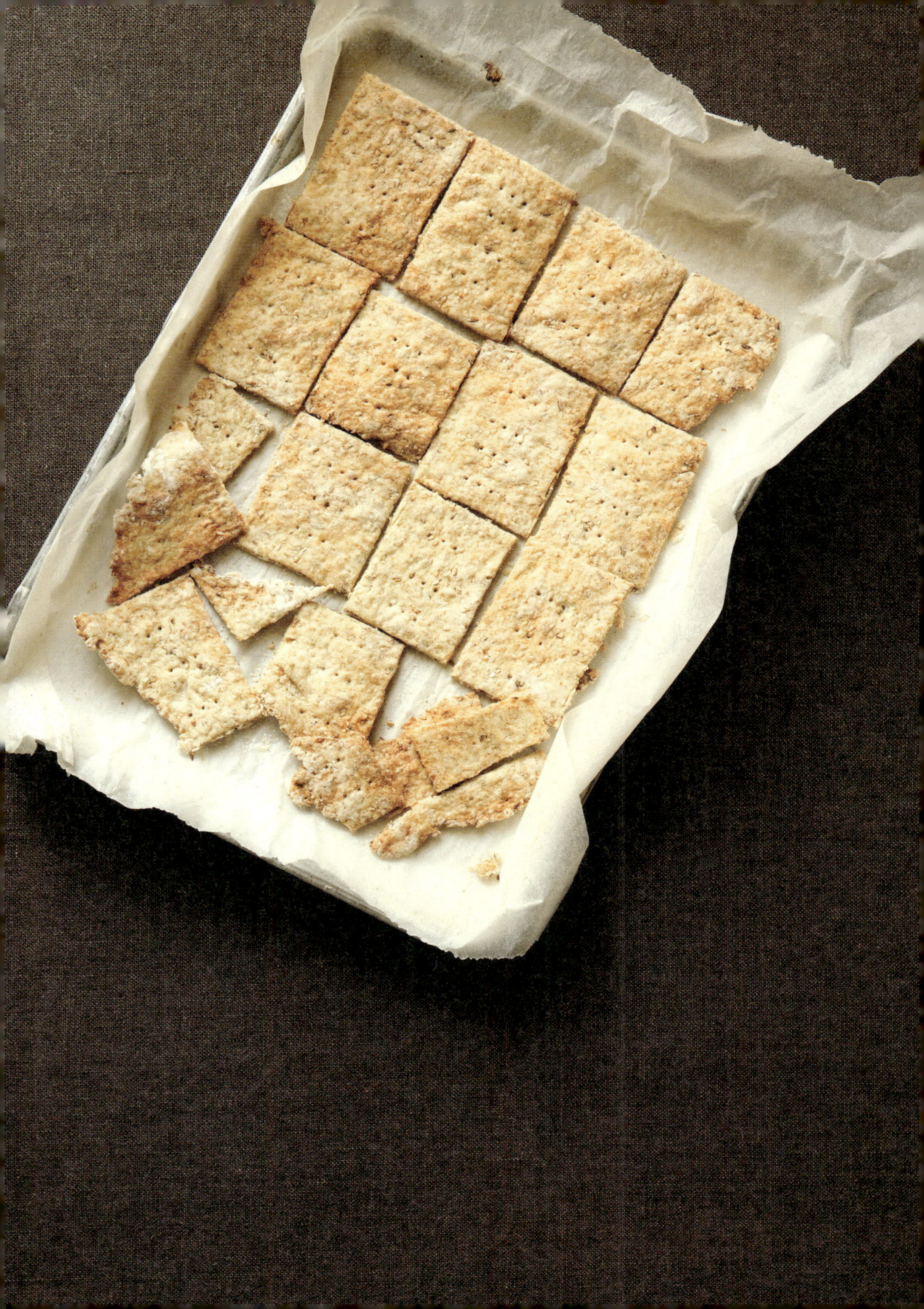

通年

松の実、香菜、じゃこのパイ

温め食材の松の実とちりめんじゃこを生地にたっぷり折り込んださくさくな食感のパイです。油脂が多めなので、食べる量は気をつける必要がありますが、たまにはこんなごほうびおやつもいいのでは？香菜の独特な香りと風味も効いています。大人には、おつまみにもぴったり。

材料（約1・5×15cmのスティック15本分）

薄力粉　60g
塩　小さじ1/4
ショートニング　20g
＊トランスファットが0のオーガニックのもの
植物油　大さじ1
水　大さじ1
松の実　大さじ1
香菜（みじん切り）　大さじ2
ちりめんじゃこ　大さじ2

作り方

1 ボウルに薄力粉と塩を入れて泡立て器でよく混ぜる。

2 常温に戻したショートニングを加え、ボウルの中でナイフで切って細かくする。ある程度細かくなったら泡立て器に持ちかえ、泡立て器の針金部分を使って切るようにしてさらに細かくし、ショートニングを粉となじませていく。

3 ショートニングの塊が粒状になったら、植物油を回しかける。全体を手でざっと混ぜたら、泡立て器で切るようにしながら混ぜてそぼろ状にする。

4 水を回しかけて手早く全体を混ぜたら、生地をひとつにまとめてラップでくるみ、冷蔵庫で30分休ませる。

＊まとめるとき、多少粉っぽい場所があってもラップでくるんで大丈夫です。決して練り混ぜたりしないように。

5 ラップをひらき、そのラップの上で生地を手でちぎりながらばらばらにする。そこへ松の実、香菜、ちりめんじゃこをちらして、軽く混ぜたら再度ラップでくるんでひとつにまとめる。

6 打ち粉（分量外の薄力粉）をしたオーブンシートに5の生地をのせ、めん棒で4㎜厚さの約15×23cmに四角くのばす。1・5cm幅に包丁でカットし、シートごとオーブントースターの天板にのせる。食パンをトーストする温度設定で、様子をみながら約10分焼く。

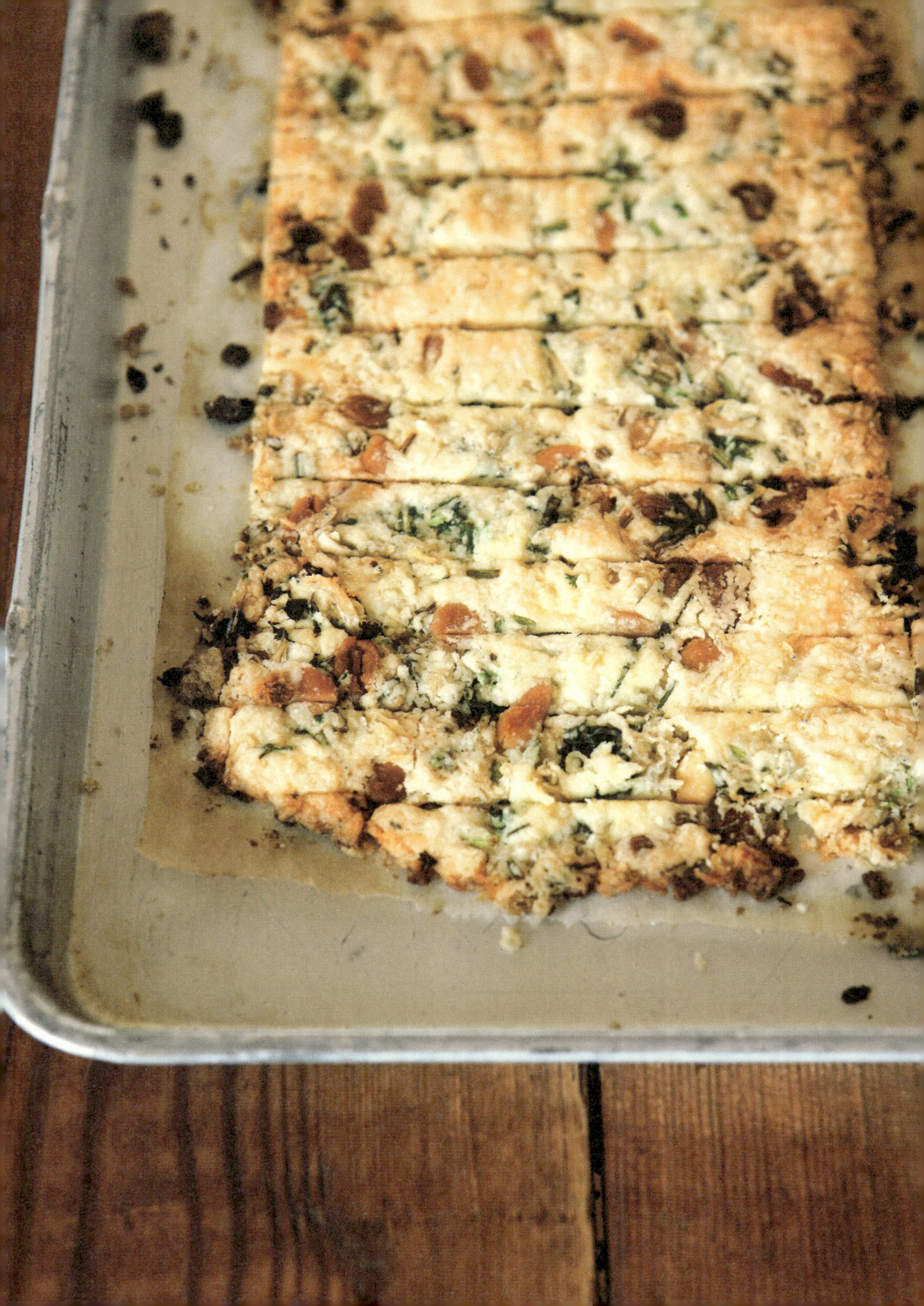

冬向け

鍋で作るパンプキンチーズケーキ

乳製品は体を冷やすというけれど……。
たまにはやっぱり食べたいチーズケーキ！
我慢をしすぎてストレスになっては逆効果なので、
そんなときは、温め食材のかぼちゃを
合わせてみましょう。
オーブンを使わずに
気軽に作れるチーズケーキは、
ストーブの上で焼くことも可能です。

材料（直径22cmの鍋　1台分）
【クラスト】
グラハムクラッカー　80g
菜種油　大さじ3
水　大さじ2
【フィリング】
クリームチーズ　250g
かぼちゃ（蒸して皮をむきマッシュする）　200g
洗双糖　100g
卵　2個
豆乳　50ml
コーンスターチ　大さじ3

作り方

1 クラストを作る。ボウルにクラッカーを細かく砕いて入れ、菜種油を加えて手早く全体を混ぜる。水も加えてひとつにまとめ、オーブンシートを敷いた深めのフライパンや鍋の底に敷きつめる。

2 ボウルに室温に戻したクリームチーズを入れて泡立て器でなめらかになるまで練ったら、マッシュしたかぼちゃ、洗双糖を加えてよく混ぜる。

3 2に卵を1個ずつ割り入れてそのつどよく混ぜたら、豆乳、コーンスターチも加えてよく混ぜる。

4 1に3を入れ、ふたをして極弱火にかける。様子をみながら30分焼き、中心に竹串を刺して液体がついてこなければ焼き上がり。

＊私はアラジンのストーブで同じ時間焼いています。やかんが上に置けるタイプのストーブならどんなものでも焼くことができますが、ストーブによって火力が違うので様子をみながら焼いてください。大型のストーブは熱が強すぎるので不向きですが、上に柵があったりして熱が直に伝わらないような状態ならば焼くことができます。

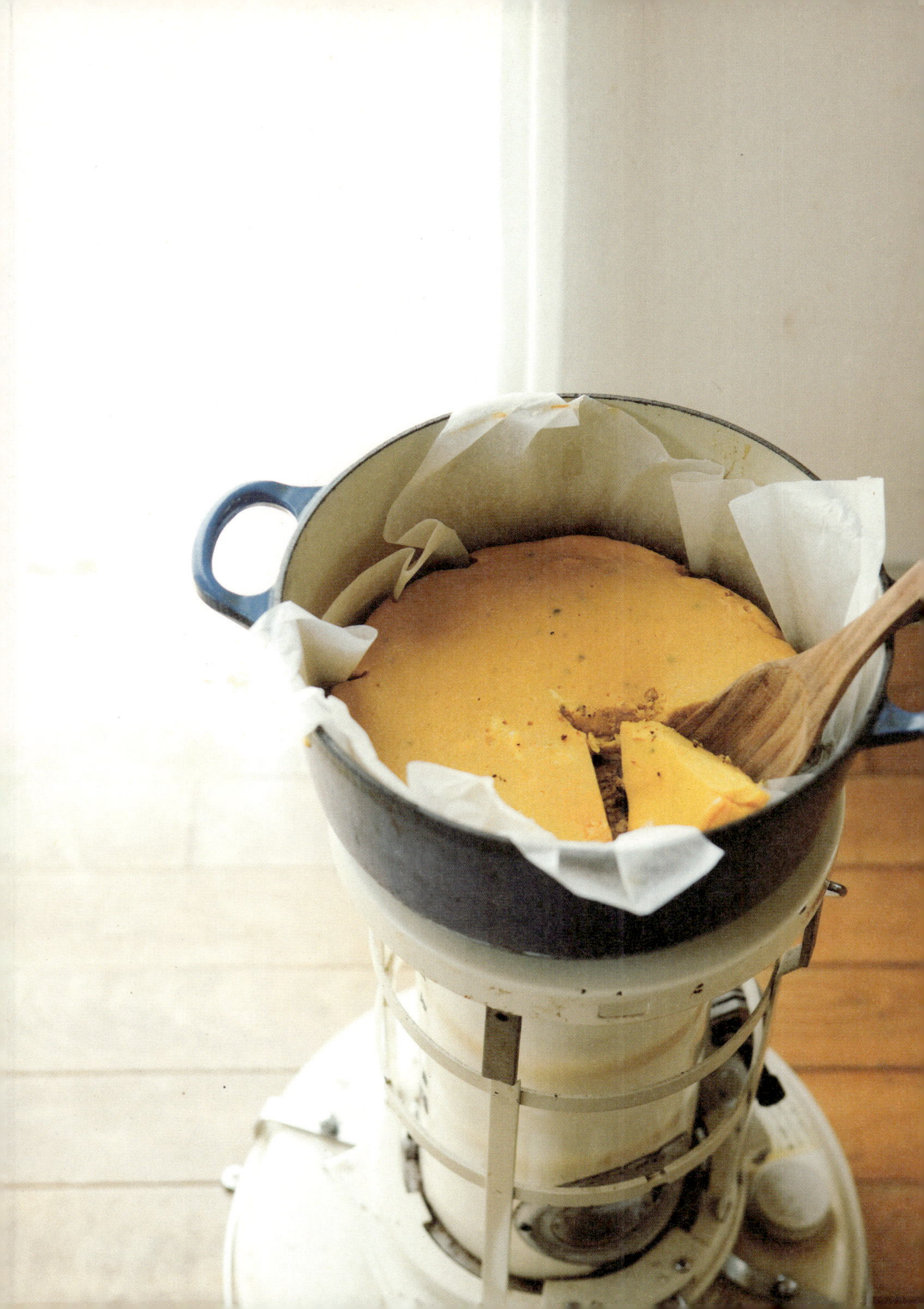

通年

じゃがいものパンケーキ 赤キャベツのバルサミコ煮添え

体を冷やす薄力粉を
なるべく使わずに焼き上げたパンケーキ。
粉の部分は、じゃがいもを利用して、
水分は温め食材の玉ねぎの野菜汁を利用。
野菜のうまみがぎゅーっと感じられる
おいしいパンケーキです。
そのままでもおいしいですが、
赤キャベツのバルサミコ煮と相性がよいので、
そちらのレシピも併せて紹介します。

材料（4枚分）

【赤キャベツのバルサミコ煮】
オリーブオイル　大さじ1
赤キャベツ（千切り）　300g
バルサミコ酢　50ml
赤ワイン　50ml
塩、こしょう　各適量

【じゃがいものパンケーキ】
じゃがいも　大1個（120g）
玉ねぎ　1/2個（50g）
植物油　大さじ1
薄力粉　大さじ4
塩　小さじ1/3
こしょう　少々

作り方

1 赤キャベツのバルサミコ煮を作る。フライパンにオリーブオイルを入れて強火で熱し、全体に油が回るまで赤キャベツをさっと炒める。
2 バルサミコ酢、赤ワインを注いでふたをしたら弱火にし、5分くらい蒸し焼きにする。
3 塩、こしょうをして全体を混ぜ、ふたをしたまま冷ます。
4 じゃがいものパンケーキを作る。じゃがいもと玉ねぎは皮をむいてすりおろし、ボウルに入れる。
5 4に植物油を加えて混ぜ、薄力粉、塩、こしょうも加えてよく混ぜる。
6 フライパンに植物油（分量外）を熱し、お玉1杯分ずつ流し入れて中火で表裏1分ずつ焼く。
7 皿に6のパンケーキを盛り、冷めた3の赤キャベツと一緒にいただく。

*クレソンなど、好みの野菜を挟んで食べてもおいしいです。

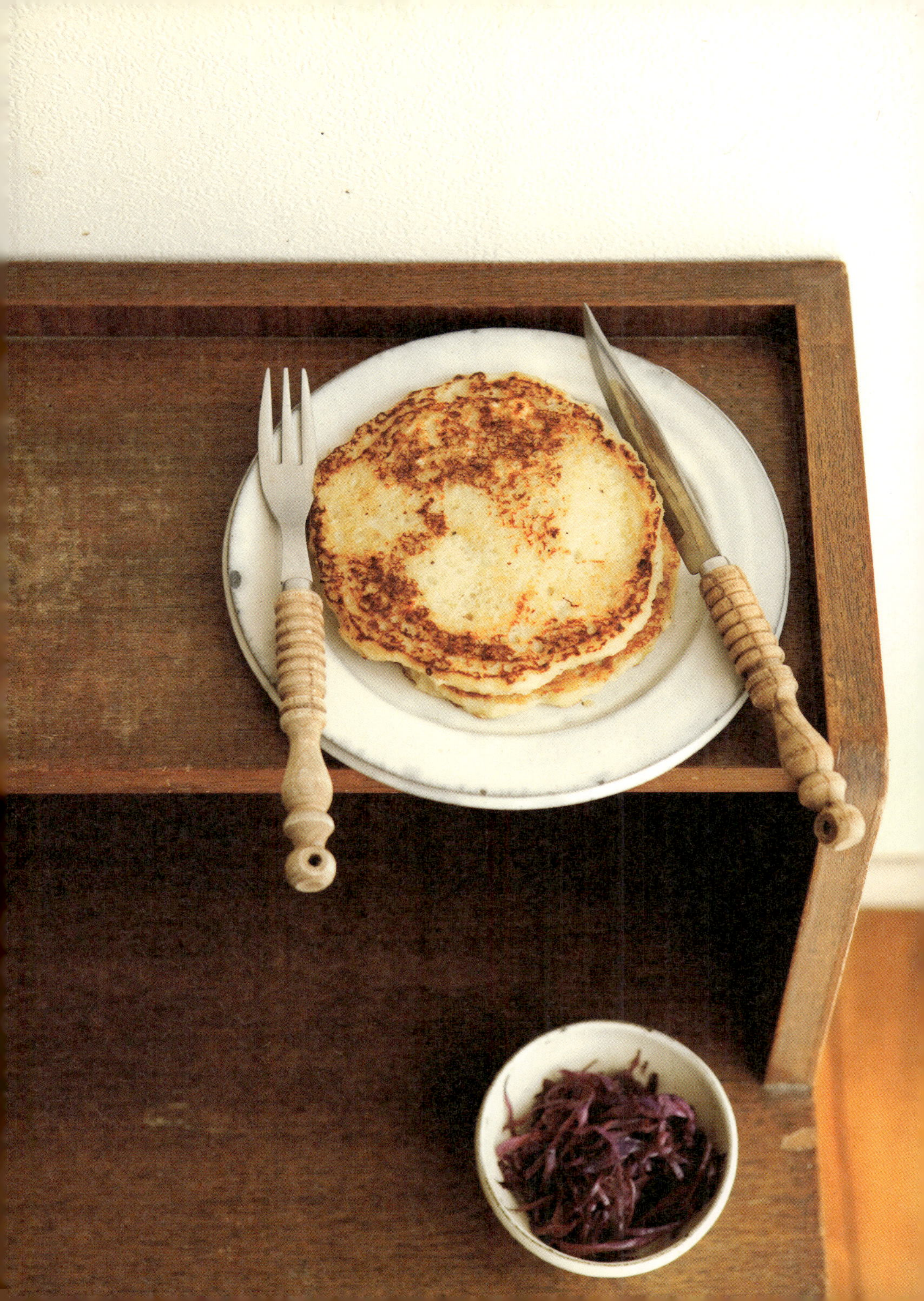

冬向け

山芋のキッシュ

ほっくり、ねっとりとした山芋の食感を生かしてキッシュのフィリングにしました。水切りをしたお豆腐の適度な水分と玉ねぎの水分も使って、なめらかなペースト状に。さくさくの軽いキッシュ台と相性がぴったりです。おやつだけでなく、蒸し野菜やスープと合わせてランチにも。

材料（直径18cmの丸型 1台分）

【キッシュ台】
薄力粉 100g
全粒粉（薄力タイプ） 100g
片栗粉 大さじ1
塩 ひとつまみ
植物油 大さじ4
水 大さじ4

【フィリング】
山芋 200g
豆腐（木綿） 450g
A 塩、こしょう 各適量
A みそ、しょうゆ 各小さじ2
片栗粉 大さじ2
玉ねぎ 1/4個
にんにく 1片
植物油 大さじ2
溶けるチーズ 適量

作り方

1 キッシュ台を作る。ボウルに薄力粉、全粒粉、片栗粉、塩を入れて泡立て器でよく混ぜる。

2 植物油を回しかけて手早く全体を手で混ぜたら、両手の指先でこすり合わせて細かいそぼろ状にする。

3 水を回しかけ、練らないように全体を混ぜてひとつにまとめる。

4 打ち粉（分量外の薄力粉）をした台の上に3の生地をのせ、めん棒で4mm厚さにのばして型に敷く。底面にまんべんなくフォークを刺して穴をあける。

5 フィリングを作る。山芋は皮をむいてすりおろし、豆腐は水切りをして300gにする。玉ねぎ、にんにくはみじん切りにする。

6 フライパンににんにくと植物油大さじ1を入れて中火で熱し、にんにくの香りがたったら玉ねぎも加えて炒める。玉ねぎがしんなりして透明になったら火を止めて冷ます。

7 6とA、残りの植物油を一緒にフードプロセッサーにかけてなめらかになるまで攪拌する。フードプロセッサーがない場合は、大きめのすり鉢でなめらかになるまですり混ぜる。

8 4のキッシュ台に7のフィリングを流し込み、好みで溶けるチーズをトッピングして180度のオーブンで40〜45分焼く。

＊乳製品を避けたい場合は、チーズをのせなくても。チーズなしでもおいしく焼き上がります。

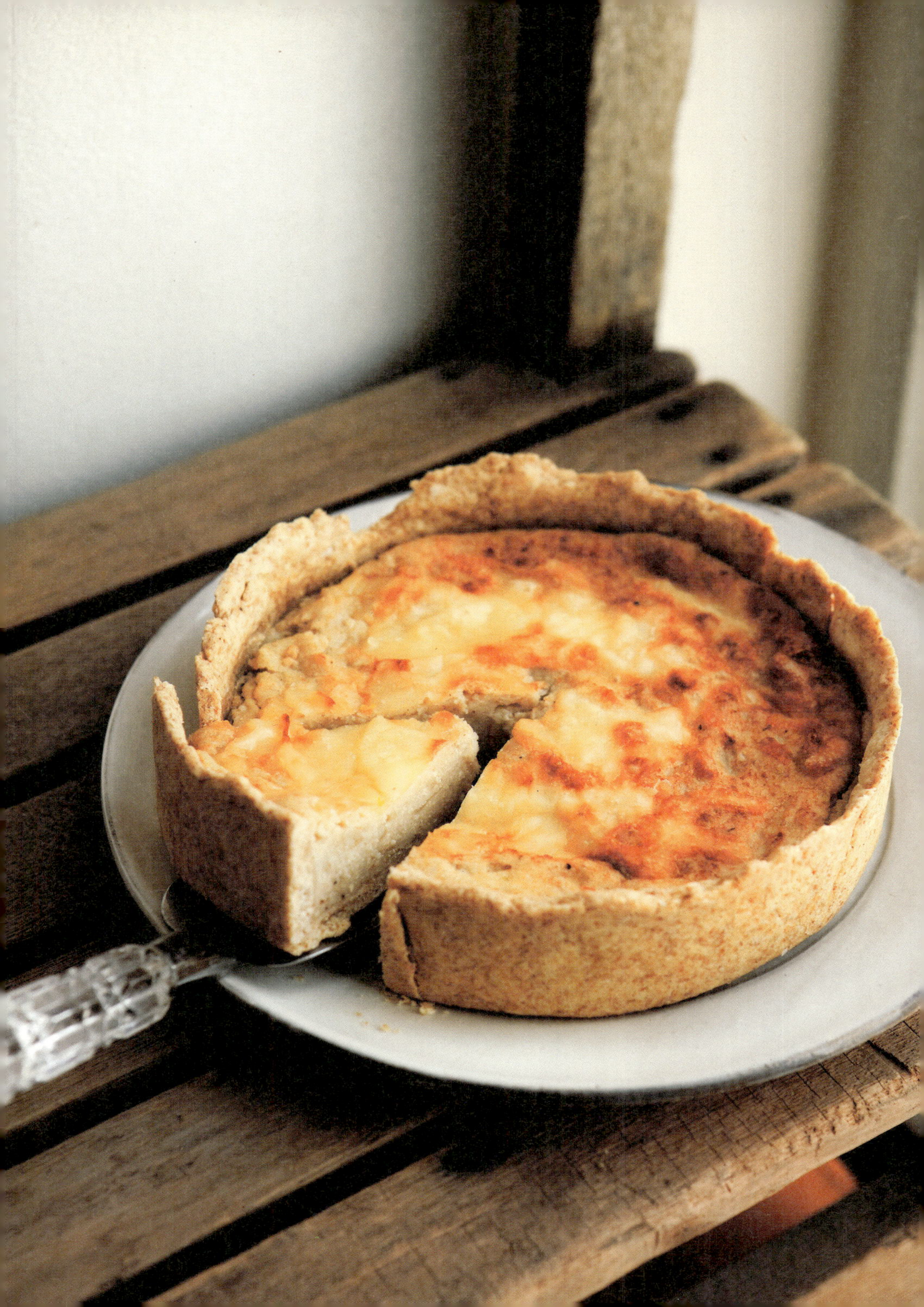

瀬戸口しおりさんの「ごはんにもなる」体が冷えないおやつ

「食べたいものを食べるのがおやつ」と考える
瀬戸口さんには、おなかにしっかりたまる
ごはんみたいなおやつを作ってもらいました。

一通年

やせうま

小麦粉を練りあげて作る、
おもちみたいな食感のやせうま。
白い薄力粉も、
黒豆のきなことお砂糖の種類で
体が冷えないように
気をつけました。

材料（2〜3人分）

A
- 黒豆きなこ　大さじ2と1/2
- 洗双糖　大さじ1
- 塩　少々

【団子】
- 薄力粉　100g
- 塩　小さじ1/3
- 水　60ml

作り方

1　ボウルにAを入れて混ぜる。

2　団子を作る。別のボウルに薄力粉と塩を入れ、水を少しずつ加えて混ぜ、耳たぶくらいの硬さになったら台の上に出してよくこねる。

3　ちぎって4cm長さの楕円形に成形したらバットなどにのせ、ぬれふきんをかけて30分そのままおいて生地を休ませる。

4　鍋に湯を沸かし、沸騰しているところへ、**3**の団子の両端を手で持ってきしめんのようにのばし、適当な長さのところで入れていく。浮いてきたらザルにあげて水気をよく切る。

5　**1**の中に**4**を入れてきなこを全体に絡める。

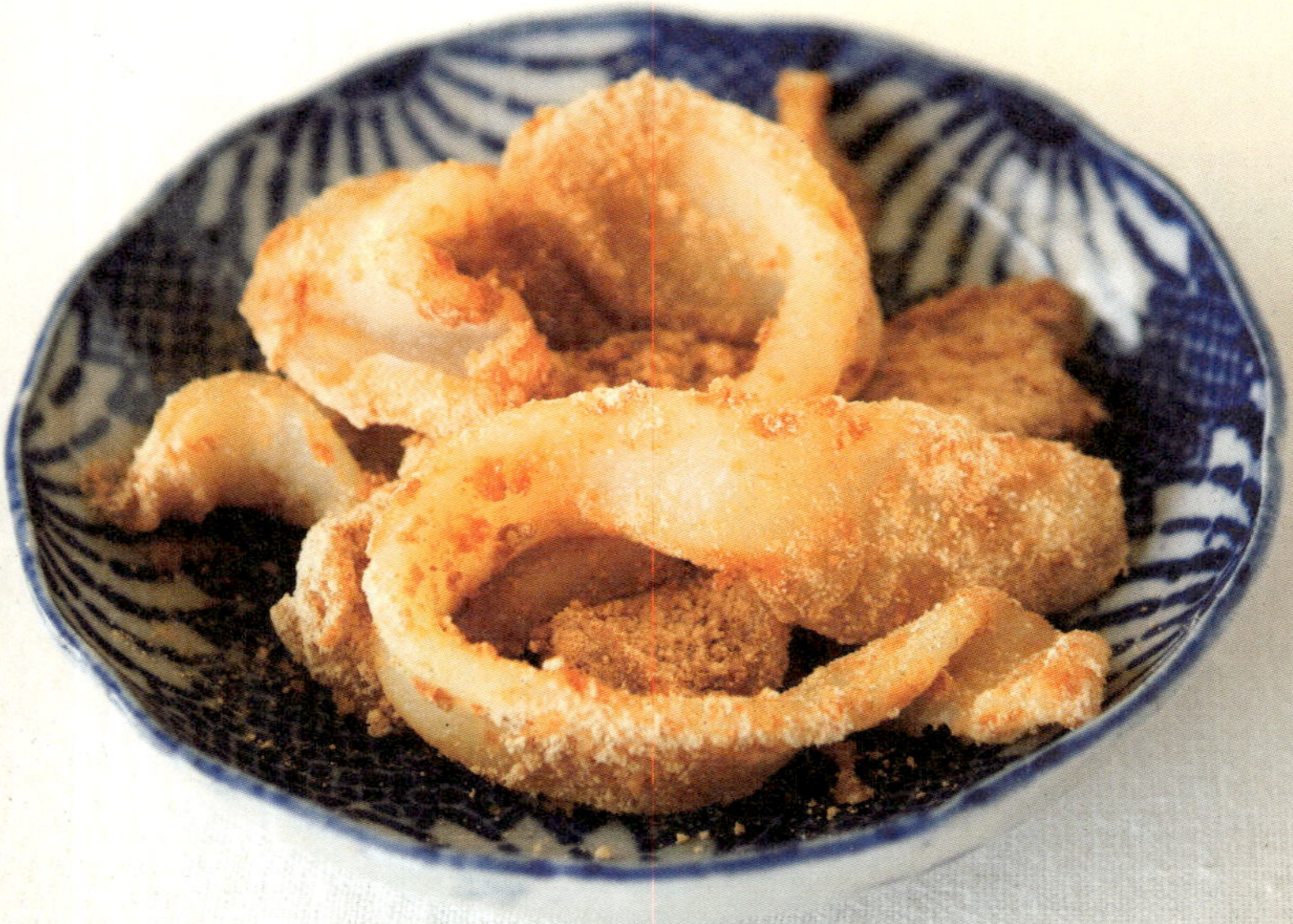

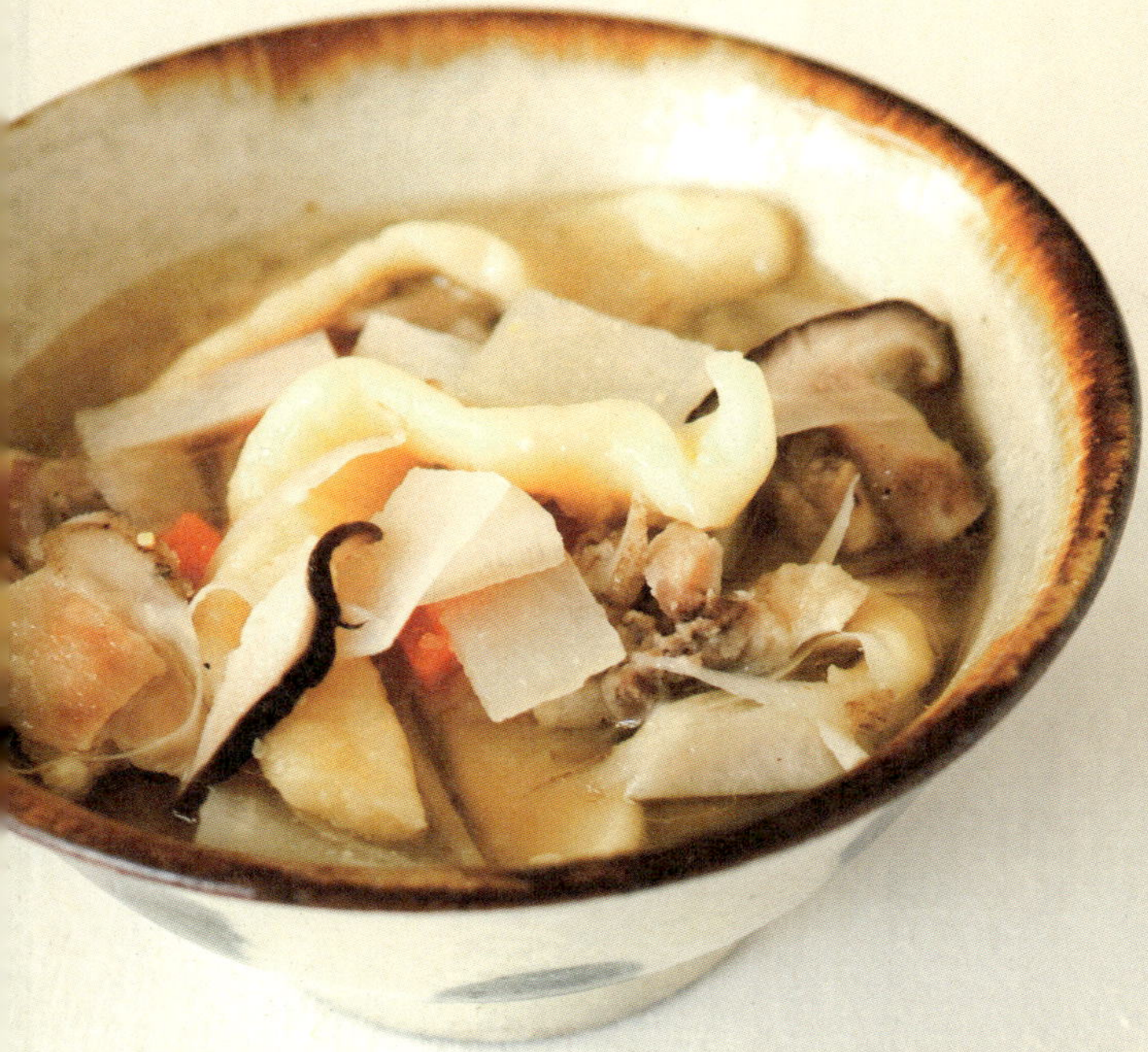

冬向け

団子汁

熱々でいただく団子汁は、それだけでも体を温めますが、合わせる野菜にもこだわれば、より体を温めてくれる一杯に。

材料（2～3人分）
大根、にんじん　各3cm
里芋　大1個
ごぼう、長ねぎ　各1/3本
しいたけ　2個
鶏もも肉　1/2枚
団子　P86と同じ材料
だし汁　2と1/2カップ
みそ　大さじ3
ゆずこしょう　適宜

作り方

1 大根、にんじん、里芋は皮をむいて食べやすい大きさに切る。ごぼうは洗ってささがきにし、水にさっとさらす。長ねぎは斜め薄切りにして、しいたけは石づきの硬いところだけを取って薄切りにする。鶏もも肉は食べやすい大きさに切る。P86の作り方2～3と同様に団子を作る。

2 鍋に団子以外の1の材料とだし汁を入れて中火にかけ、沸騰したら弱火にしてあくを取りながら加熱する。

3 野菜や肉に火が通ったらみそを加え、溶かす。1の団子の両端を手で持ってきしめんのようにのばし、のばしたそばからどんどん鍋に入れていく。

4 団子同士がくっつかないようにさい箸で混ぜながら2～3分煮たら、器によそって好みでゆずこしょうをつけていただく。

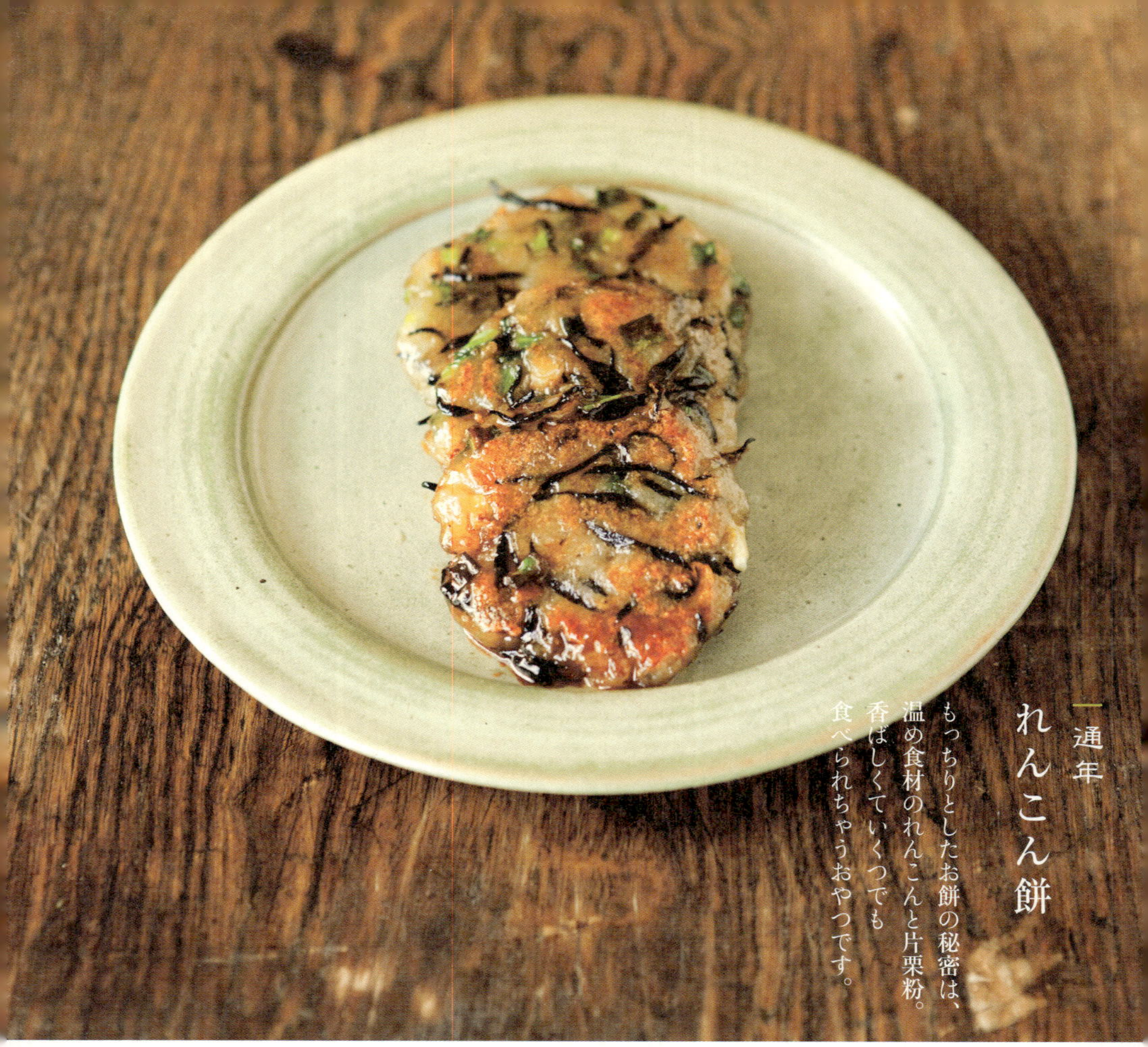

通年

れんこん餅

もっちりとしたお餅の秘密は、温め食材のれんこんと片栗粉。香ばしくていくつでも食べられちゃうおやつです。

材料（約8個分）

れんこん　300g
万能ねぎ、ひじき　各適量
しょうゆ、洗双糖　各大さじ2
塩　ひとつまみ
片栗粉　大さじ5
菜種油　大さじ1/2
バター　20g
ラー油、七味唐辛子、かんずりなど　各適宜

作り方

1　れんこんは皮をむき、おろし器ですりおろす。万能ねぎは小口切りに、ひじきは水で戻して水気を切る。
2　小鍋にしょうゆと洗双糖を入れて火にかけ、ひと煮立ちさせる。
3　れんこんの水分を軽く切ってボウルに入れ、塩、片栗粉、万能ねぎ、ひじきを加えてスプーンでよく混ぜ合わせる。
4　3を団子状に丸め、手の平で少し押さえて円形状に成形する。
5　フライパンに菜種油を熱し、弱火で4を焼く。焼き色がついたら裏返して両面カリッと焼き、バターも加えて2のタレを絡める。
6　好みでラー油や七味、かんずりなどをつけていただく。

＊バターが気になる方は、入れないでもおいしくできます。

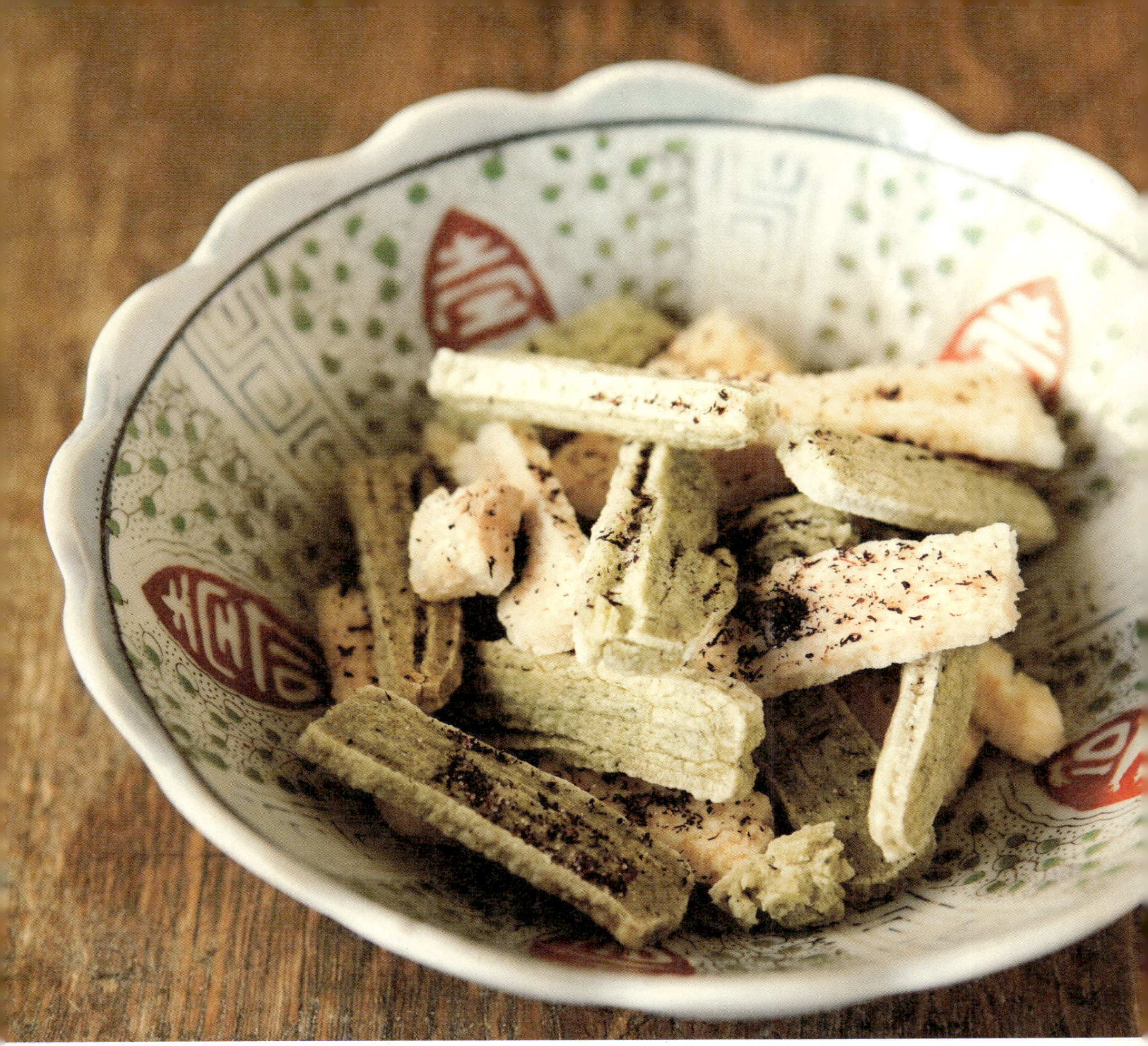

通年

ゆかり風味のおかき

うるち米よりも、実は体を冷やさないといわれるもち米。
お餅は一度しっかり干してから揚げるのがポイントです。
かんたんでうれしいお手軽おやつ。

材料（作りやすい分量）
よもぎ餅　3枚
きび餅　3枚
揚げ油　適量
ゆかり　適量

作り方

1　餅は5㎜幅に薄く切って、ザルで2〜3日ほど天日干しにしてカラカラに乾かす。
2　揚げ油を180度に熱して**1**を入れ、色よく揚げる。油を切って粗熱が取れたらゆかりをまぶしていただく。

冬向け

トックの甘辛炒め

おなかを空かせたお子さんにもぴったりの甘辛に仕上げたおやつ。
韓国のお餅・トックに、
温める性質を持つ野菜をたっぷり合わせました。
ぜひ、熱々のところを食べてほしいひと皿です。

材料（2人分）
トック　150g
にんじん　1/4本
ピーマン　2個
にら　3茎
長ねぎ　1/3本
にんにく　1/2片
A
みりん　大さじ1/2
コチュジャン　大さじ1/2
洗双糖　大さじ1/2
酒　大さじ1
しょうゆ　大さじ3/4
ごま油　大さじ1
塩　少々
白ごま　適量

作り方
1 トックは30分水に浸してからさっとゆでる。にんじん、ピーマンは千切りに、にらは3㎝長さに切り、長ねぎは斜め薄切りにする。にんにくは芯を取って薄切りにする。Aはボウルに入れて混ぜておく。
2 フライパンにごま油とにんにくを入れて中火にかけて熱し、1の野菜を炒める。
3 野菜に油が回ったらトックと塩も加えてさらに炒め合わせ、Aの調味料を加えて絡める。
4 皿に盛り、白ごまをかけていただく。

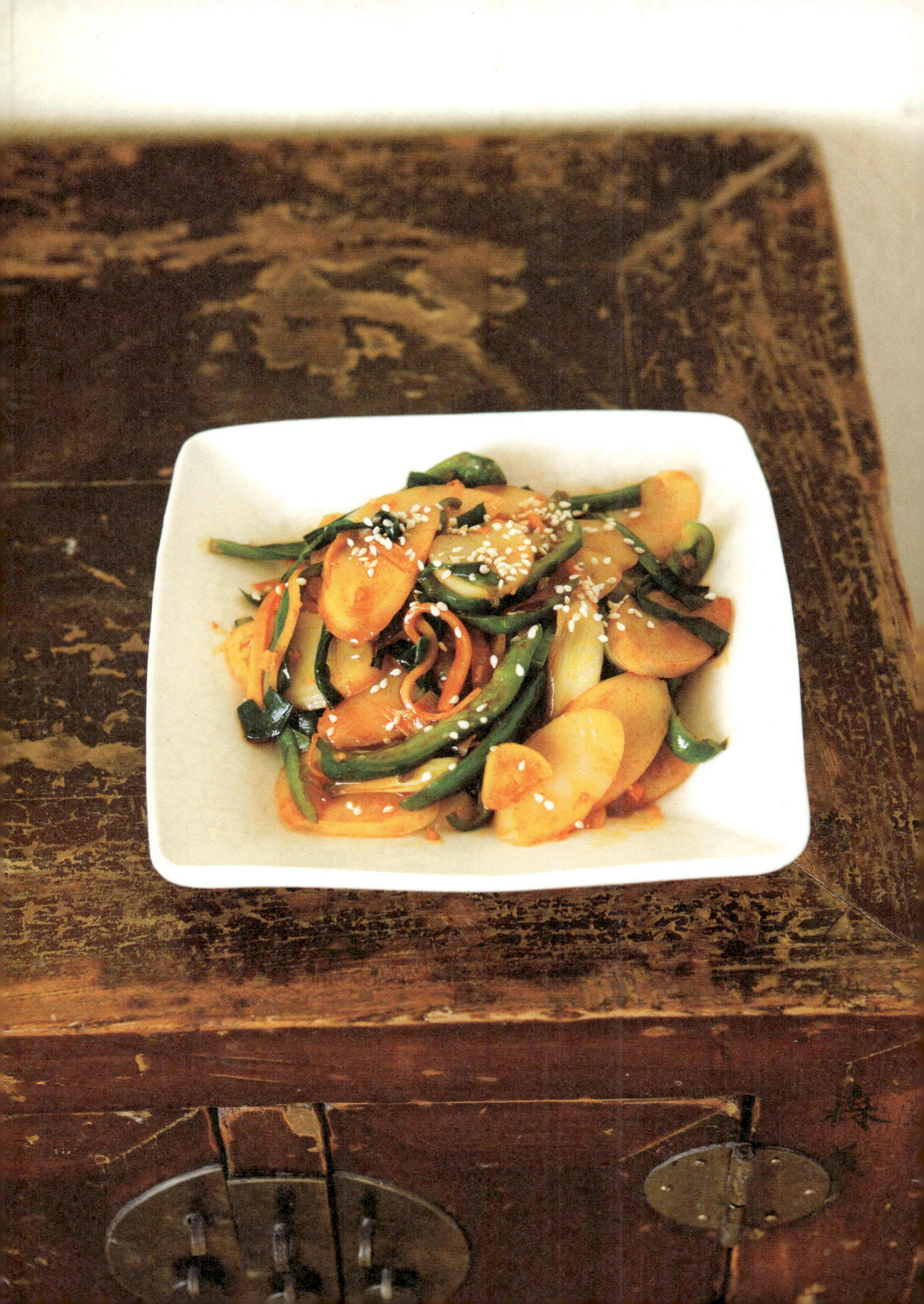

通年

豆のおこわ

炊飯器で気軽に作れるのがうれしいお豆のおこわ。
この方法なら、炊飯器でもおいしく炊き上がります。
花豆がなければ、金時豆や小豆、黒豆など
ほかの豆でも。
シンプルでおいしい、
それでいて体も冷やさずにうれしい
ごはんにもなるおやつです。

材料（作りやすい分量／約6人分）
花豆　80g
うるち米　1合
もち米　2合
塩　小さじ1
しば漬け　適宜

作り方

1　花豆はさっと洗って鍋に入れ、かぶるくらいの水を注いでひと晩おいて戻す。

2　水を取りかえてゆでこぼしたら、再度かぶるくらいの水を注いで中火にかけ、沸騰したら弱火にして豆がやわらかくなるまで煮る。

3　うるち米は洗って30分くらい水に浸けたらザルにあげる。
*もち米は水に浸けないで大丈夫です。

4　炊飯器にうるち米と洗ったもち米を入れ、目盛の分量通りの水と塩を加え混ぜ、**2**の花豆をのせて白米を炊くのと同様に炊く。

5　器に盛り、好みでしば漬けをそえる。

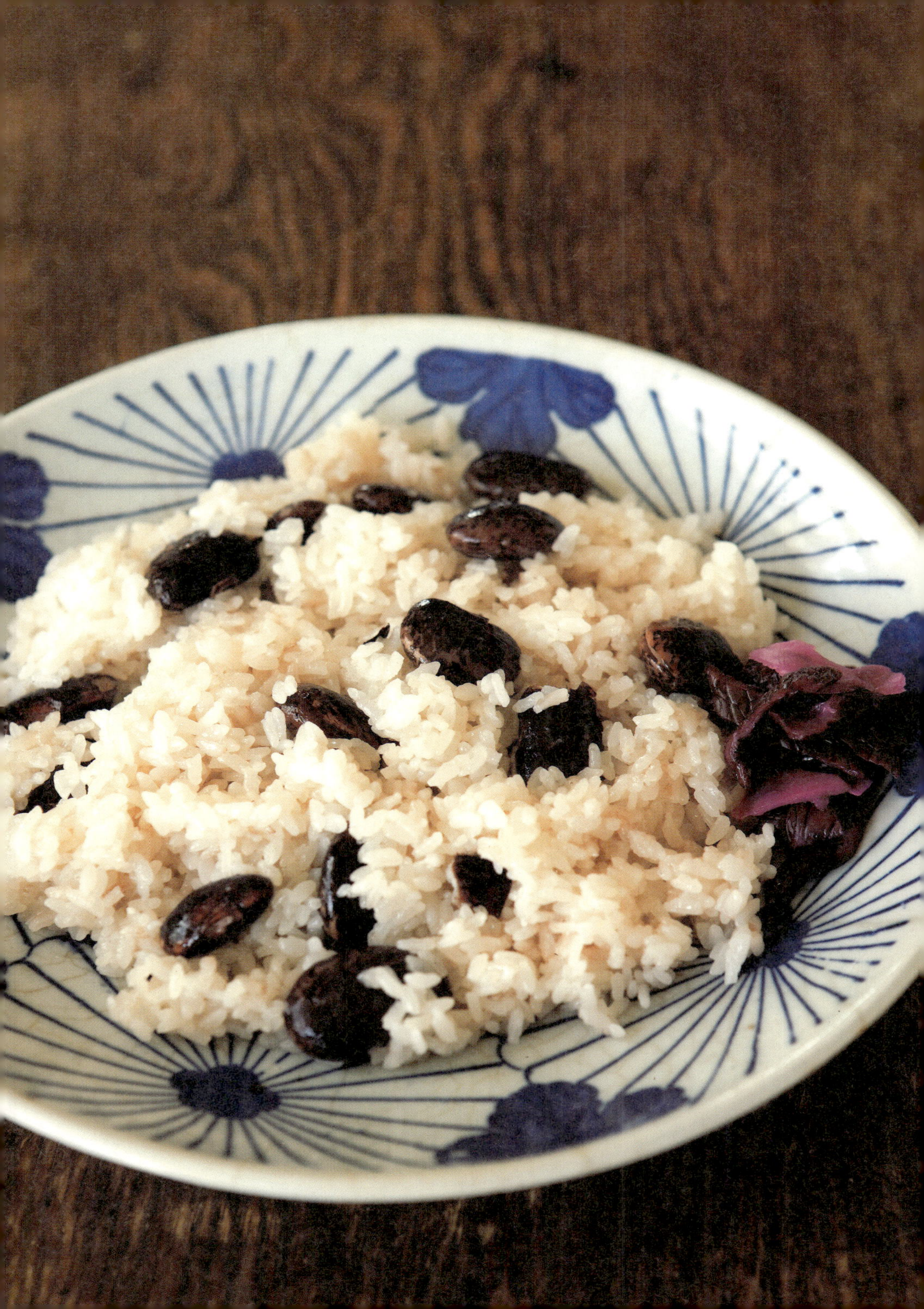

第三章

体の冷えについて、もう少し。

おはなし　—東京女子医科大学附属青山自然医療研究所クリニック所長　川嶋朗先生

体が冷える、ということはどういうこと？
体を冷やすとどうなるの？
この章では、体の冷えについて詳しく知りたいという方のために、
専門家の先生のお話をまとめました。
「病気のひとのおなかを触るとみんな冷えている」とは先生談。
なんだか少し怖い気もしますが、
体のこと、冷えのことについて知っておけば、
より健やかなまいにちを送れると思います。

また、体を冷やさないおやつの食べ方や楽しみ方、
食材についての情報も紹介しています。

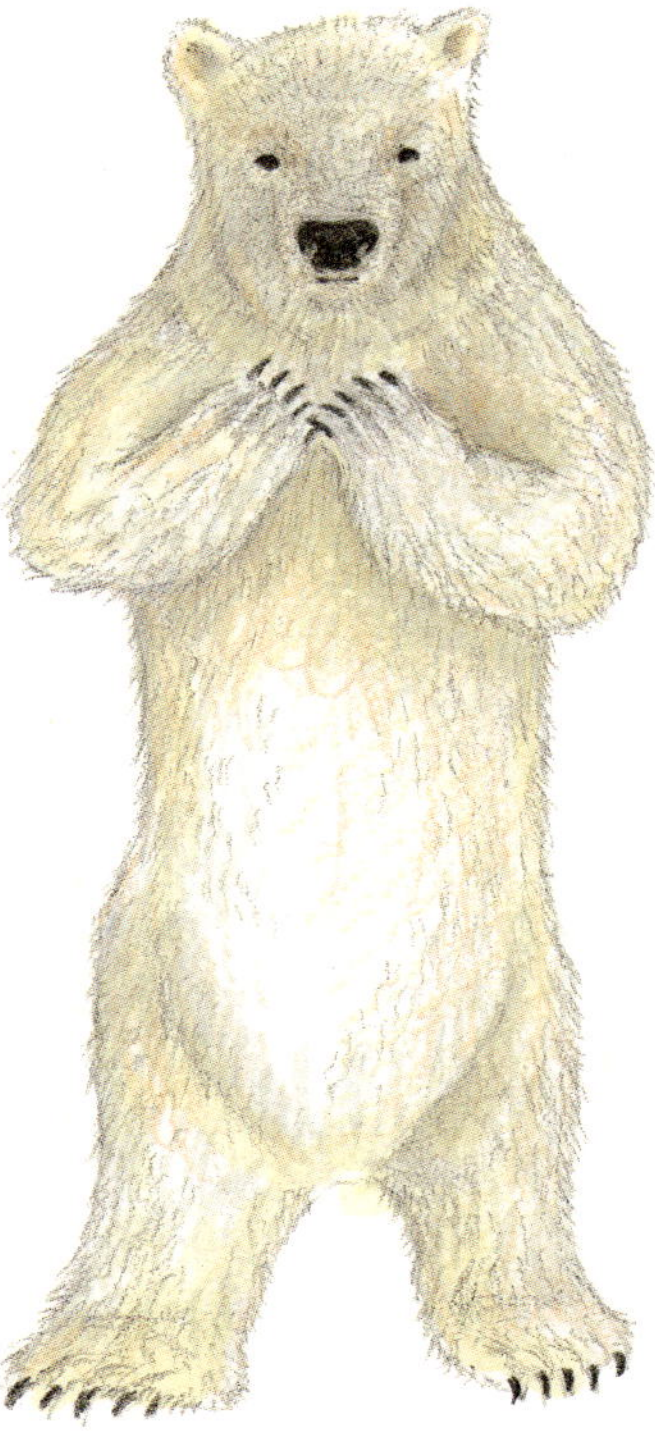

体が冷えるってどういうこと？

血の巡りが悪くなると、体は冷える。

冷えには、血液の流れ、つまり、血の巡りと重要な関わりがあります。血液は、体中の細胞に酸素や栄養素を運んだり、重要な役割を果たしています。血液の流れがスムーズだと、酸素や栄養素がしっかりと体中にいきわたるわけですから、新陳代謝は活発になり、結果、体温は上がります。

しかしながら、ひとたび血液の流れが滞るとどうでしょう。酸素や栄養素は末端の細胞までいきわたらないうえ、血液にのって外へ排出されるべき老廃物は体内に溜まってしまい、その結果体温が下がっていきます。そして、体温が下がるとさらに血液の流れは滞ります。料理で使うラードを思い出してください。冷蔵庫だと固まっていますが、熱を加えると溶け出しますよね？　脂肪は冷えると固まる性質があるので、体が冷えると体内で固まって血管を圧迫し、血液の流れを悪くしてしまうわけです。血の巡りが悪いから体が冷えたのか、体が冷えたから血の巡りが悪くなったのか、どちらが先かはわかりませんが、まるで負のスパイラル状態で体はどんどん冷えていくのです。

体を冷やすと、どうなるの？

新陳代謝を促したり、免疫に関わる重要な物質で、酵素というものがあるのですが、体が冷えるとその酵素を新たに作ることができません。また、すでにある酵素の働きも低下します。さまざまな種類がありますが、なかでも重要な酵素が、異常な遺伝子を正常に治す機能を持つ酵素（遺伝子修復酵素）です。

人間の体は、まいにち絶えず細胞を生み出していますが、ある一定の割合で異常な傷を持つ遺伝子が生まれてきます。その遺伝子を正常な状態に戻すことがこの酵素の役目。体が冷えていると酵素が作れないわけですから、その異常な遺伝子は修復されないままにどんどん体内に溜まっていくというわけです。そして、この異常な遺伝子には、将来ガンになる可能性のある遺伝子が含まれます。怖くありませんか？

もちろん、冷えたら必ずガンになるわけでも、温めたら何でもよくなるわけではありません。しかし、うつやガン、体調不良など、病気のひとのおなかに触ると必ず冷えていたり、湯たんぽで温めることを勧めた患者さんが劇的によくなったり、長年のクリニックでの経験を考えても、体にとって冷えはかなりの負担であり、万病のもとといわざるをえないのです。

積極的に温めよう！

さきほど述べた酵素についてですが、この働きを活性化させるには、37〜38度の体温が望ましいといわれています。温度が1度下がると酵素は半分しか働きません。この温度を聞いて「微熱じゃない」と思ったひとも多いのでは？　昭和32年、日本人の平均体温は36・9度だったというデータがあります。では、今は？　35度台のひとも少なくはないはずです。これでは酵素がまともに働くわけがありません。

文明の発達により、ひとは快適に過ごせるようになりました。しかし、自動車によって歩くことが減り、筋肉量が減りました。筋肉が減るということは、代謝が悪くなる、すなわち体が冷えてしまうということ。そして、冷蔵庫によっていつでも冷たいものを飲むことができるので、不必要に体を冷やしてしまっています。エアコンによって、もともと体に備わっていた体温調節機能も麻痺してきました。また、日々のストレスも冷えの原因になります。昔に比べて、気づかないうちに体はずいぶんと冷えてしまっているのです。

では、どうすればいいのでしょう？　それはとにかく温めることです。過度な我慢はストレスになって冷えのもとになりますから、まずはできることから、始めてみることが大切なのです。

体を温める食材、冷やす食材

東洋医学では、陰陽、四性という考え方があり、食材も体を温めるもの、冷やすものに分類されます。

ここでは、その陰陽と四性について紹介します。

陰陽って？

男性と女性、天と地など、あらゆるモノ・コトは、その性質によって対極となる2つに分けられるという考え方のことです。食材もこの陰陽に分けられ、陰が体を冷やすもの、陽が体を温めるものとされています。また、どちらにも属さない中間の中庸というものもあります。体を温めるためには、陽のものを積極的にとったほうがよいのですが、夏場などの暑い時期は、陰の食材もとる必要があります。

＊マクロビオティックでも陰陽の考え方がでてきますが、東洋医学のものとは若干違いがあります。

陰陽の簡単な見分け方

陰の食材

- 色が薄い、白い（小麦や米、砂糖などは精製したもの。牛乳や生クリーム、バターなどの乳製品）
- 水分が多い
- 糖分が多い
- 酸味が強い
- 夏にとれるもの（夏野菜のきゅうり、レタス、トマトなど）
- 暖かい土地でとれるもの

陽の食材

- 色が濃い、黒い、赤い（小麦や米、砂糖などは未精製のもの。白ごまよりも黒ごま、うどんよりもそばなど）
- 水分が少ない
- 塩分が多い
- 冬にとれるもの（かぼちゃなど）
- 寒い土地でとれるもの
- 根菜類

四性って？

東洋医学ではもうひとつ、食材を、体を冷やすもの（寒・涼）、温めるもの（熱・温）に分類できる指標があり、これが四性です。四性は、古代中国からの長い歴史を経て、代々受け継がれてきた知恵と知識であるとされています。

「寒」は、一番体を冷やすもの、その次が「涼」、温めるものと冷やすものの中間が「平」で、一番体を温めるものが「熱」、次に温める効果があるものが「温」となります。

本書のレシピについて

陰陽と四性では、ときに食材が違うように分類されている場合もあり、本書では、この陰陽と四性の両方を考慮した食材をうまく組み合わせながら、レシピを提案しています（P102～103参照）。

冬向けのレシピはとにかく体を温めるように、けれども、夏向けのレシピは、ある程度体の熱を取ることも必要なので、そのように配慮していますが、自分の体調がわかるのは自分だけ。これに限らず、自分の体の声に耳を傾けながら、体を冷やす、体を温めるのどちらかに偏るのではなく、バランスをとりながらおやつを楽しんでください。

また、せっかくのおやつですから、味気のない、おいしくないものは意味がありません。どんなに体によくても、おいしくなければ逆にストレスになってしまいます。そのため、おやつのレシピによっては、冬向けの場合でも、体を冷やす食材を少々使用している場合もあります。

体を冷やさない、おやつの食べ方・楽しみ方

食べ方にも、体を冷やす食べ方、体に負担をかける食べ方があります。いちいち面倒くさいと思うかもしれませんが、少しの工夫で結果的には体が楽で心地よくなりますから、気をつけてみましょう。

1　食べすぎないようにする。

いくら大好きなおやつといっても、食べすぎは体に負担がかかり、体を冷やしてしまいます。とりわけ、現代人はただでさえ食べすぎともいわれています。ただ、好きなものを制限するとストレスにもなってしまいますから、おいしく食べられる適度な量を。意識的に「少なめ」を心がけるといいと思います。

2　よく噛んで食べる。

内臓の負担を軽くするために、よく噛んで食べましょう。そうすると、体に負担をかけずに穏やかに吸収されていきます。また、満腹中枢が刺激されるので、少しの量でも満足できます。

3　水分は、無理にとらない。

よく誤解されている方が多いのですが、必ずしも、水分と一緒に食べる必要はありません。飲みたくなったら飲めばいいのです。無理に飲みながら食べる必要はありません。

4　食材の四性、陰陽に気をつけながら食べる。

P102～103に食材の性質一覧表を掲載しました。普段食べるものも、こちらの性質を見ながら食べるとよいでしょう。ただし、どの食べものでも極端にとりすぎるのはよくありません。あくまでも表は目安に、バランスよく、季節のものを中心にいただきましょう。それから油脂は体が消化するのに、とても負担がかかっています。少なめを心がけてください。そういう点では、和菓子はとてもおすすめです。

5　常温よりも冷えているものはとらないようにする。

夏場の暑い時期でも、なるべく冷えているものはとらないように。温かいものか、もしくは常温のものをとるようにしてください。食べるものと体温に差があるのは、体に負担がかかり、消化にも時間がかかります。

6　調理法を考える。

体を冷やす食材でも、加熱したり、干して水分を抜いたりすることで、性質が変わります。寒い時期は、生の果物よりもドライフルーツをとったり、煮たり焼いたりしてみたり……。食べてはダメということではなく、工夫しておやつの時間を楽しみましょう。

陰・陽・平 食材の性質一覧表

まいにちのおやつ作りに、またはごはん作りに、参考にできるように食材を性質に分けて表を作りました。

本書で紹介しているレシピも、これを参考にしながら作ったものです。上手に組み合わせながら利用しましょう。

	体を温める食材 陽（熱・温）
穀物・豆	玄米 もち米 黒豆 小豆 納豆
野菜	玉ねぎ かぼちゃ 長ねぎ にんじん れんこん 山いも ピーマン 小松菜 かぶ 大葉 グリーンアスパラガス パセリ にんにく うど ふき わらび
果物・果実	桃 さくらんぼ ざくろ あんず くるみ 栗 ぎんなん なつめ 松の実 黒ごま
油・香辛料	しょうが （にんにく） 赤唐辛子 わさび こしょう 八角 山椒 クローブ シナモン ナツメグ フェンネル 酢 酒 トウバンジャン 黒糖
そのほか	鶏肉 日本酒 赤ワイン 紹興酒 くず湯 ジャスミン茶 紅茶

＊古代から受け継がれてきた東洋医学（中医学）の四性と陰陽を基に、食材を分類しています。ただし、文献によっても分類がそれぞれ違うことがあります。

＊どの食材でも、よい面と悪い面があり、食べすぎれば悪い面が出てきます。この表を目安にしながら、上手に食材を組み合わせることをおすすめします。季節や体質によって、体を冷やす食材をとることが必要な場合もあります。

体を冷やす食材 陰（涼・寒）	穏やかな性質の食材 平
大麦 小麦（白いものは特に） 豆腐	うるち米 大豆 （とうもろこし）
トマト きゅうり レタス もやし 大根 白菜 ゴーヤ ほうれん草 しめじ セロリ カイワレ大根 よもぎ こんにゃく 黒きくらげ 冬瓜 せり	キャベツ じゃがいも さといも たけのこ さつまいも ブロッコリー チンゲン菜 とうもろこし 春菊 ゆり根
スイカ メロン キウイフルーツ オレンジ バナナ 梨 びわ レモン いちご 柿	りんご すもも パイナップル グレープフルーツ きんかん 梅 プルーン ピーナッツ
バター 菜種油 ごま油 テンメンジャン マヨネーズ オイスターソース 白砂糖 人工の甘味料 塩	紅花油
コーヒー 緑茶 牛乳 ジュース ビール 炭酸飲料など	卵（鶏） 牛肉 はちみつ ウーロン茶 ココア 豆乳

かわしま・あきら
1957年生まれ。医学博士。東京有明医療大学保健医療学部鍼灸学科教授。現代医学に、東洋医学、代替医療を取り入れた統合医療を行なっている。著書に『病気にならないカラダ温めごはん』（アスペクト）、『心もからだも「冷え」が万病のもと』（集英社新書）など多数。

冷えとり達人のおはなし

冷えは、体のさまざまな不調に結びつくとお話ししました。
そこで、まいにちの暮らしのヒントになればと、おやつなどの食べもの以外でも、体を冷やさないようにする工夫を、実践していらっしゃるみなさんに聞いてきました。

1 murmur magazine 編集長 服部みれいさん

服部さんが編集長を務める『murmur magazine』では、
心躍るようなステキな冷えとりファッションが登場していました。ご自身がやってみて
よかったことだけを雑誌で紹介しているという服部さんに、お話を聞きました。

―マーマーマガジンで靴下の重ね履き(＊1／P107下)や半身浴で体を冷やさないようにされていると拝見しましたが、きっかけは何だったんですか?

(服部さん／以下服)近い話だと、以前とても体調が悪くて、勧められた整体に行ったら冷えとりをするようにいわれたんです。でも、元をたどれば、母親が昔やっていたんですよね。

―その頃はやられなかったんですか?

(服)うん、むしろ母親のことをバカにしていましたね。何それ、かっこ悪いーって。でも、当時母が読んでいた進藤義晴先生の本はそのときに読破しまして、すごくいい本だなとは思っていました。中医学(東洋医学)のメカニズムもそれで知ったし。

―でもやらなかった……?

(服)そうそう……。で、東京で一人暮らしするようになって、不摂生しますよねぇ。食事もめちゃめちゃで、働いて働いて。

―それで戻ってきたんですね。

(服)整体で冷えとりを勧められたとき、「あ、これ知ってる!」って思いました。当時重い病気にかかっていたこともあって、もう何でもやってみようと。始めた翌日のことを今でも覚えているんだけど、朝ね、起きたら部屋がすっごく臭かった。酔ったときって翌日部屋が臭くなっているでしょう。ああいう感じで、きっと毒素がたくさん出たと思うんだけど。これはすごいと思いました。ちょっとずつ始めて、半身浴や湯たんぽとかもやってね。そうしたら結局病気が完全に治って、勧めた周りのひともすごく調子がよくなったんです。

―靴下は何枚履いているんですか?

今(取材当時2010年)は7枚。絹→綿→絹……って。でも、たまにだけど、パンプスを履きたいときは重ね履きをしないこともあります。その代わり半身浴をしっかりやる。みんな健康とおしゃれがバッティングすると思っているけど、そんなことない。ブーツのおしゃれもあるし、体にいいこととおしゃれなことで重なる部分はあると思うから、そこを楽しめたらいいかな。

―「冷えをとると、くよくよしなくなって精神が安定。しかも、自己治癒力でからだを最高の状態に持っていけるようになるよ」と、とっておきの効能も教えてくれた服部さんでした。

はっとり・みれい
フリーの編集者・ライター。女性がとびっきり美しくなれるヒントがいっぱいの季刊誌『murmur magazine』(mm books) 編集長。
マーマーなブックス＆ソックス主宰。http://murmurmagazine.com

2　ヘアメイクアップアーティスト　三上津香沙さん

ファッション業界でご活躍されている三上さんは、働きづめだったという30代を経て、
体の不調から冷えをとることを始めたそうです。
冷えをとって、体調はもちろん肌の調子もよくなったそう。

―冷えに気をつけ始めたのは？

（三上さん／以下三）40歳を過ぎて、体調不良のため、検査を受けたら子宮筋腫と卵巣脳腫になっていました。30代を自分の体の変化やストレスに気づかず、とても忙しく仕事をしていたツケが一気に出てしまったのです。開腹手術をせず、漢方薬などの治療を始めましたが、効果が出るのに時間がかかるため、まずホルモン治療で〝筋腫を小さくする治療〟を6カ月続けました。でも結局効果は出ず、軽い更年期障害と体のむくみという副作用に悩まされました。今思うと、体がすごく冷えていたんですよね。そして病気になるには理由があるということに、後で気づくことになるのですが……。それで、西洋医学に頼らず、ホメオパシーと整体でケアすることを始めたのですが、その整体の先生に靴下の重ね履き（＊1／P107下）を勧められたのがきっかけです。

―それで始められたんですね。

（三）もともと5本指の靴下が苦手、お洋服にも合わないと抵抗があり、実は重ね履きは2年ぐらい始められませんでした。でも、重ね履きを始めて3カ月が経ったとき、悩まされていた生理の痛みがまったくなく、それ以来生理痛は経験していません。「重ね履きをしただけで効果が出るなんて」と感動しました。日中は、絹→コットンウールの2枚を履き、半身浴も始めたら、35度台だった平熱が今は37度ぐらいをキープしています。心地よく過ごせるのはもちろんですが、平熱が上がると免疫力も上がり、肌がすごくきれいになりました。こんなに簡単で安価にできるケアだから、みなさんにも勧めたいです。

―それでご自身でも靴下を作ろうと（P111参照）？

（三）私が靴下の重ね履きをしたときってかわいいのがなかったんですよ。えー何これ、って！　私の経験を若い女性や男性に伝えていきたいのですが、みんなが始めたいと思ったときに、履きたい靴下がないからという理由でその機会が奪われることがないようにしたいと思ったんです。

―三上さんの作る靴下は色がかわいくて、とってもおしゃれ。楽しく生活に取り入れられるのがうれしいですね。

みかみ・つかさ
ヘアメイクアップアーティスト、スタイリスト。雑誌やCM、広告などで活躍。長年にわたってタレントの渡辺満里奈さんのビジュアルプロデュースも手がけている。

3 “くらすこと”主宰 藤田ゆみさん

雑貨を販売したり、ワークショップを行なったり、
お子さんとの豊かな暮らしを提案している藤田さんは、
妊娠をきっかけに、体を冷やさないように気をつけ始めたそうです。

―4人のお子さんがいらっしゃるとは思えないほど、若々しくいらっしゃる藤田さん。いつ頃から冷えについて気をつけるようになったのですか?

(藤田さん/以下藤)1人目を妊娠した初期に、体調がすごく不安定だったんです。なんだか調子が悪いという感じで。妊娠という今までになかったことを経験しているからでしょうか、なぜか「これは冷えているからだ! 温めたらいいのかも」と思ったんです。

―それはすごいひらめきですね。

(藤)動物的感覚というか、直感でそう思ったんです。そうしたら、友人の青木美詠子さんがご自身の本(＊2)をプレゼントしてくださって、それを読んでやっぱり冷えはダメなんだと納得しました。温めることで生理痛も改善して、特に女性の体は冷えが大きく関わっていると実感しました。

―どういうことをしていますか?

(藤)青木さんの本にあった靴下の重ね履き(＊1)はしています。常に4枚履いていて、絹と綿やウールのレギンスも重ね履きしています。食事は旬のもので、生の野菜ではなく温野菜をとったり、根菜類をよく食べるように。それから食べすぎないことも心がけています。けれどあくまでゆるやかに食について改めて考えるようになり、食物の陰陽についても知ったので、頭の中になんとなくその知識はあるんです。けれど、厳格にそれにのっとっているわけではなくて。陰陽を理解しつつも、旬の食材でバランスよく、家族揃っての楽しい食卓を心がけている感じです。

―飲みものはどうしていますか?

(藤)冷えにいいと聞く、三年番茶をよく飲みます。子どもがいると、お茶をそのつど作るということができないので、朝まとめて作って魔法瓶に入れておきます。助産師さんにおっぱいがよく出ると勧められたノンカフェインのたんぽぽコーヒーも、とてもおいしくて、今もよく飲んでいます。体を温めるみたいですよ。

―体調が悪いときにはこんにゃくシップで体を温めることもあるという藤田さん。自然のリズムに身を任せながら、お子さんとまいにちゆるやかに暮らしている様子が印象的でした。

ふじた・ゆみ
「スローなこどもとの暮らし」と「わたし自身のものさしを見つける」“くらすこと”主宰。くらすこととこども園と店と教室を行なう拠点を福岡にオープン。
http://www.kurasukoto.com

4　ブログ“le petit atelier*”管理人　kochiさん

ブログで冷えにまつわることもあれこれ綴られているkochiさん。
足元を温めるという外側のアプローチに加えて、食事にも気を配って
体の内側からも冷えに気をつけていらっしゃいました。

―そもそものきっかけは何だったのでしょう？

（kochiさん／以下k）30歳を過ぎてそろそろ子供が欲しいと思ったらできなくて。不妊治療専門医に2年くらいかかりましたが、体に疾患がある訳ではないのにどうしても結果が得られませんでした。通院は止めて失意の日々を送っていた頃、図書館で足を温めれば健康になれるということを書いた本に出会いました。小さい頃からすごい冷え性で足先は1年中冷たいのが当たり前だったので、内容にすごく合点がいったんです。初めて冷えと妊娠・出産が深く関わっていることに気づいて、体の冷えを治さなければと強く思いました。試行錯誤しながら冷えを改善しているとき、進藤義晴先生が提唱されている靴下の重ね履き（＊1）の冷えとり健康法を知りました。

―それから今日まで、絹と綿の二重構造の靴下を7枚履いているわけですね。

（k）3年ほどかかりましたが子供にも恵まれ、しかもとても安産だったんです！　靴下の重ね履きをして下半身を厚く装うのは本当に気持ちいいし、足がいつもポカポカ温かいと気持ちも穏やかになって、心身共に快適に過ごせています。

―ほかにはどうでしょうか？

（k）38度のぬる目のお湯で行なう半身浴も体が温まり、またデトックス効果でキレイになるのを感じています。食事も大切だと実感しているので玄米菜食に切り替えましたが、おいしいの先に家族の健康があればうれしいので、あまり難しく考えずに旬の無農薬野菜を楽しく料理して、あとは南方原産のものや冷たい飲みもの、白砂糖を使ったお菓子を控えて、全体的に食べすぎないように気をつけています。ブログにも紹介していますが、冷えとりファッションは上手にコーディネートすればとてもかわいくて気に入っています。おいしいものを食べて、おしゃれもしてるのにそれが健康にいいなんて！　毎日幸せを感じています。

―「押しつけるのは違うけど、冷えをとることは本当に気持ちがいいからそれを知ってもらいたい」、とブログに冷えについても書き始めたというkochiさん。ブログにある、お料理やおやつのレシピもおすすめですよ。

こち
冷えとりや料理など、日々の暮らしにまつわるあれこれをブログで紹介。アクセス数は累計160万件を超える。冷えとりファッションなど楽しいページがたくさん。
http://plaza.rakuten.co.jp/kochi3153/

（＊1）進藤義晴先生が考えた、絹の靴下を一番はじめに履き、その後、綿、絹、綿（もしくはウール）……と重ねて靴下を履く健康法。詳しくはP108で紹介している先生の本を参照してください。
（＊2）『ずぼらな青木さんの冷えとり毎日』のこと。P108参照。

みんなの コレ！ いいよ “冷え”におすすめの愛用品

レシピをご提案いただいたみなさんに、冷えとり達人のみなさんに、
日々使っている・飲んでいるなど、おすすめのものを教えてもらいました。
ユニークなもの、いろいろあります。

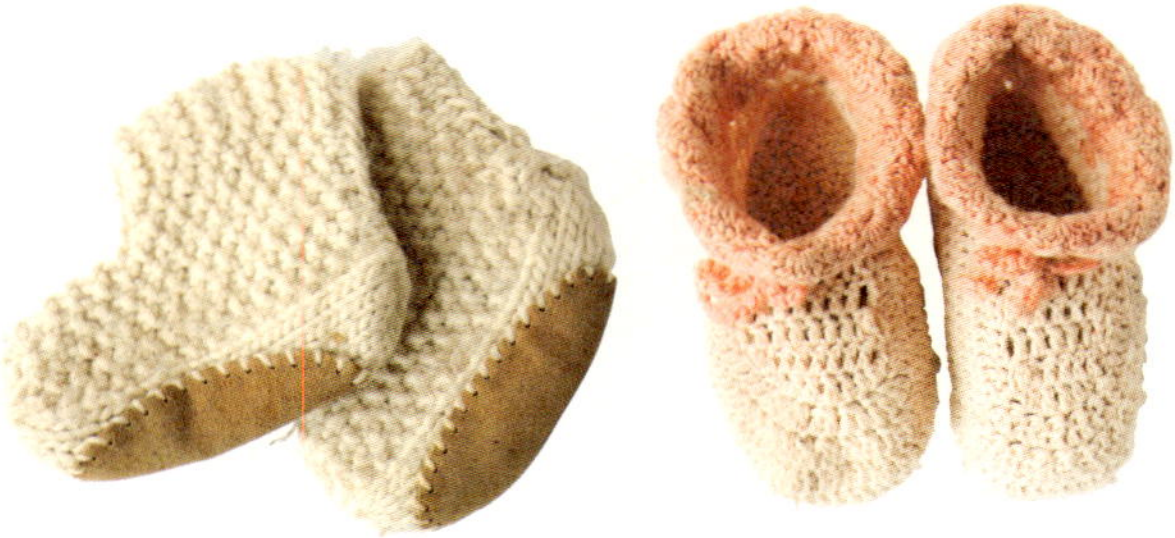

日登美さん

手編みのシューズは、日登美さんやお子さんが学校で普段履いているもの。毛糸で密に編まれているので、保温性が高く、足元を温めてくれます。日登美さんは、スリッパ代わりに靴下を履いたあとこちらのシューズを履いているそう。また、お子さんは上履きがこちらなのだとか。

内田真美さん

内田さんが、冷えに関していろいろと取り組むきっかけになった1冊、『ずぼらな青木さんの冷えとり毎日』／メディアファクトリー。著者であるコピーライターの青木美詠子さんが、実際に経験した冷えとり、健康法について、よかったことのみを綴っています。リアリティのある感想がとても参考になる1冊。楽しく読める気軽さも魅力です。

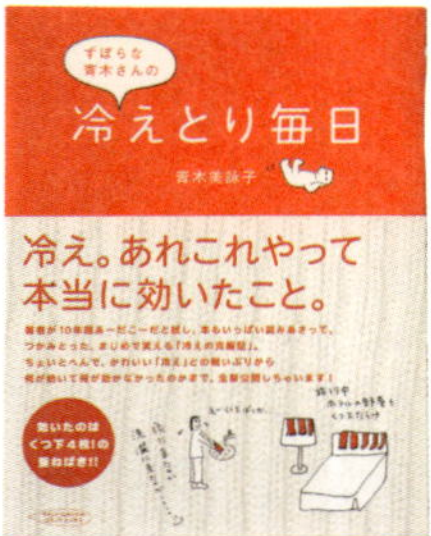

ワタナベマキさん

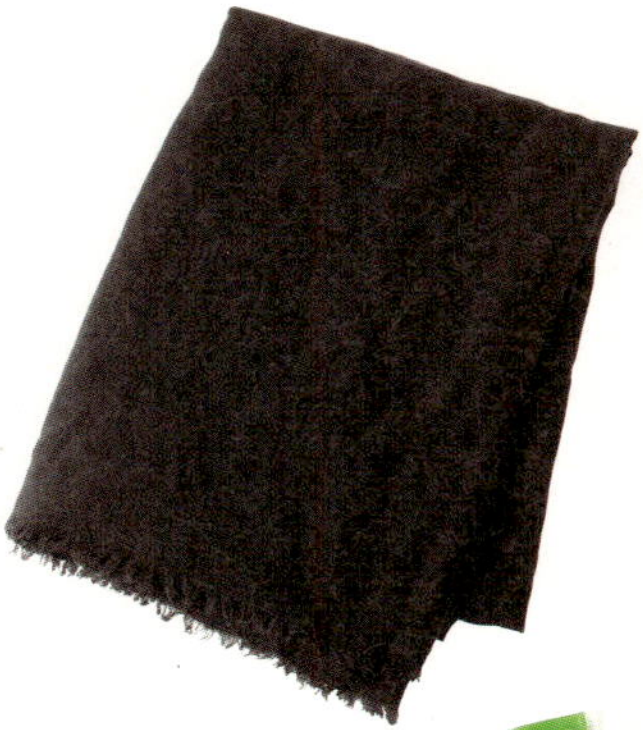

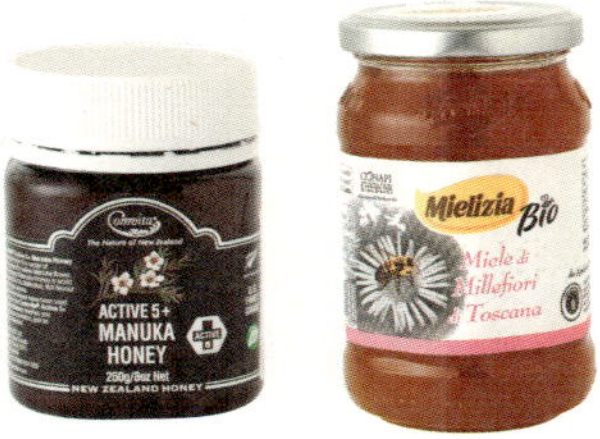

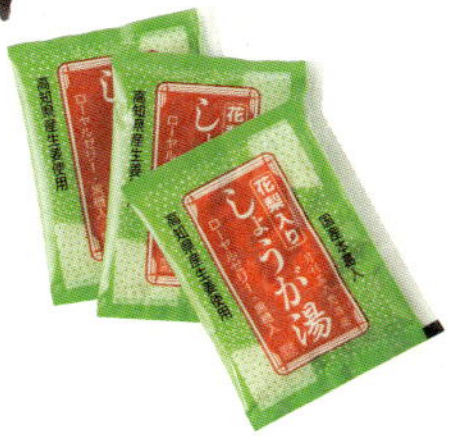

くず入りで体の芯から温めてくれるしょうが湯(写真左下)。寒いときなど、忙しくてもさっと湯で溶かせば飲めるのが便利です。ミエリツィアのオーガニックのはちみつとコンビタジャパンのマヌカハニー（写真上）は、風邪の引き始めに。「喉が痛いかも？　というときになめると、すぐに治るので風邪にならないんです」とワタナベさん。非常に細い糸で織っているため、綿とは思えないほど手触りがいいストールは、arts & science（左上）のもの。日々のおしゃれにはもちろん、夏場、電車の中などで寒いときにさっとはおるのにも重宝しているそうです。

オズボーン未奈子さん

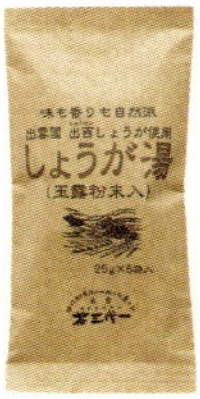

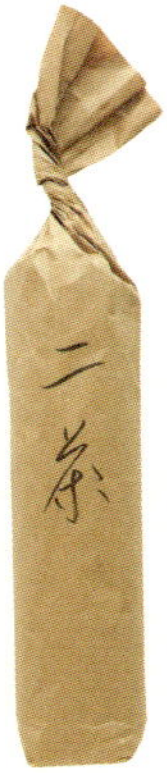

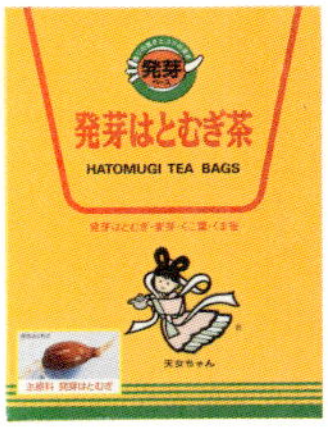

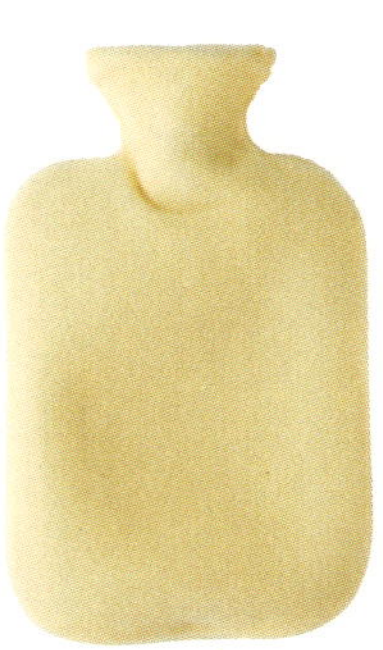

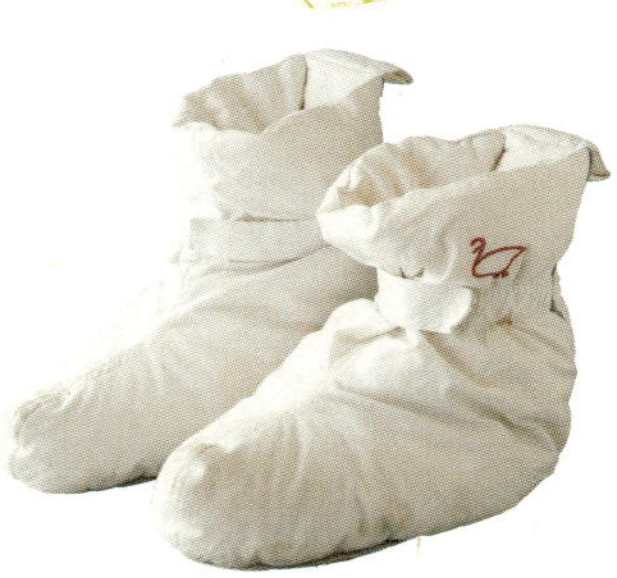

冬、スリッパ代わりに履いている羽毛入りのシューズ（写真左）は、北欧のメーカーのもの。足首まですっぽり覆ってくれます。また、冷えに欠かせない定番の湯たんぽ（写真右）は、寒いときや冷えたとき、調子が悪いときなどにおなかにあてたり、寝る前に布団の中に入れておいたり、大活躍。お茶が好きでいろいろな種類のお茶を常備している未奈子さん。なかでもこの２つのお茶、高千穂漢方研究所の発芽はとむぎ茶とヨーガンレールの二茶（写真上）は冷えによい材料が入っているおすすめのものだそう。ほかにも茶三代一のしょうが湯を愛飲。

瀬戸口しおりさん

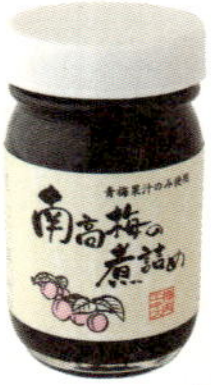

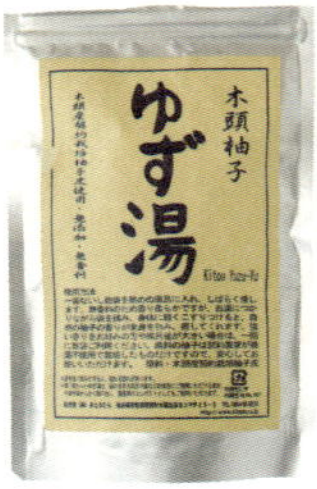

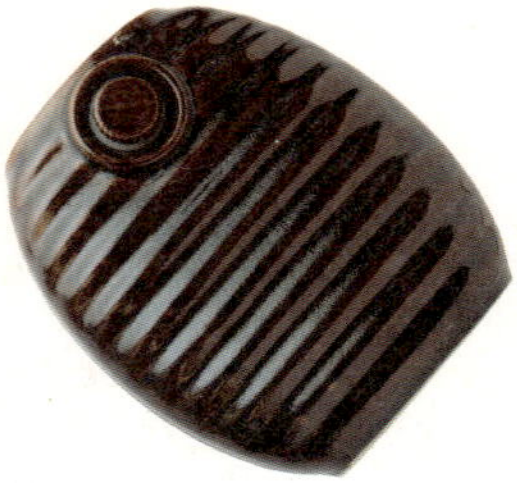

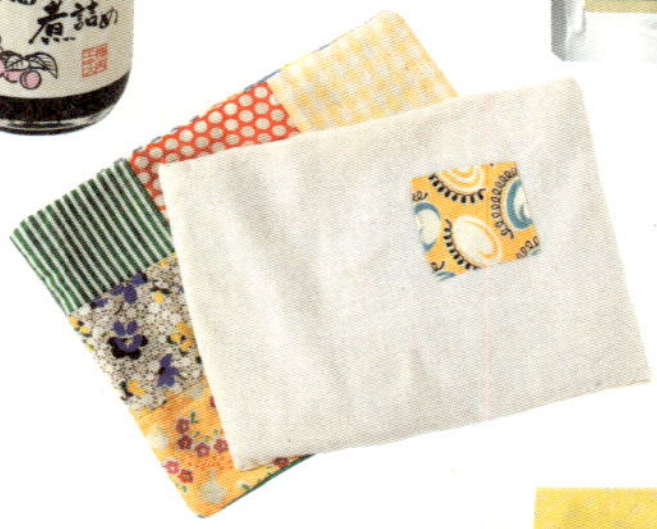

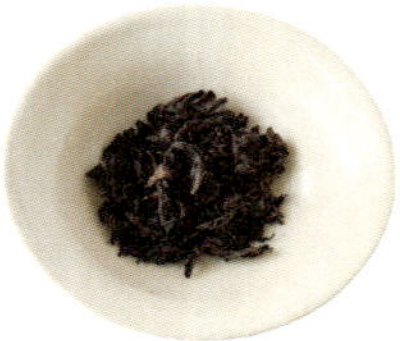

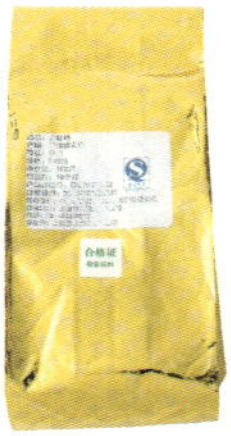

じんわりとじっくり温めてくれる陶器製の湯たんぽ（右上）。冬に愛用している入浴剤のゆず湯（中上）は、高知県産の無農薬のゆずの皮を使用していて、無添加無香料なのもいいところ。ぬかと塩が入ったぬかぽん（左）は、電子レンジで温めて湯たんぽ代わりに。なんとご友人の手作りだそうです。体を温める作用があるという岩茶（左下）は、中国から。「日本でももちろん買えますが、中国だと質のいいものが安価で買えるので……」と瀬戸口さん。調子が悪いときになめたりする南高梅の煮詰め（左上）は、しょうがを合わせたりすることも。

冷えとり達人 服部みれいさん

服部さんが日々取り組んでいる靴下の重ね履きの提唱者、進藤義晴さんの著書、『新版　万病を治す冷えとり健康法』／農文協（右）。同じく冷えとり達人のkochiさんの愛用書でもあります。冷えに悩むひとだけではなく、なんだか調子が悪い、というすべてのひとにおすすめの1冊です。左は服部さんが編集長を務める「murmur magazine」。おしゃれな冷えとりファッションも必見です（特に別冊「body &soul 冷えとり健康法」では、冷えとりを掘り下げて紹介）。

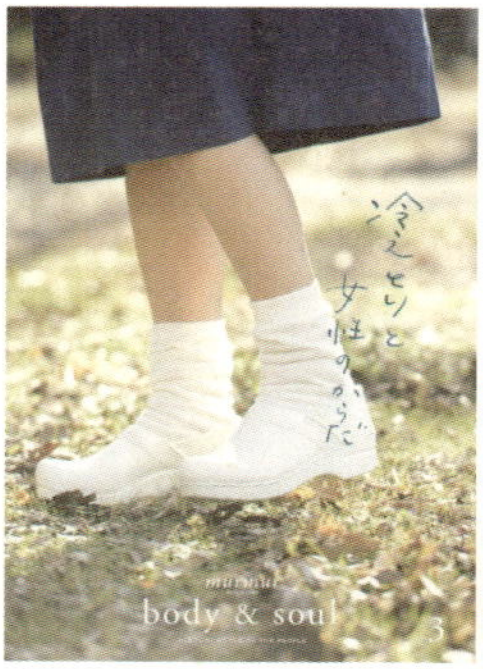

『murmur magazine 』／mmbooks は不定期刊行で、別冊 body&soul、for men（男性版）なども人気。
http://murmurmagazine.com

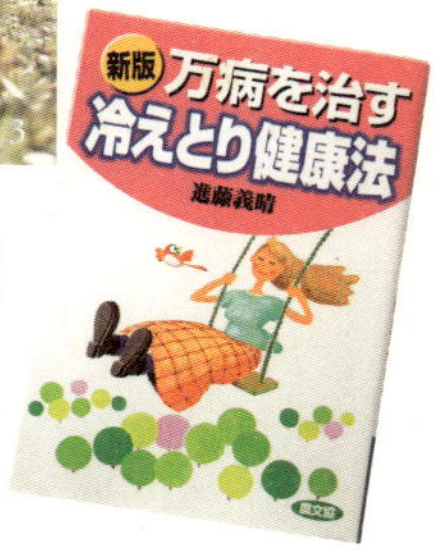

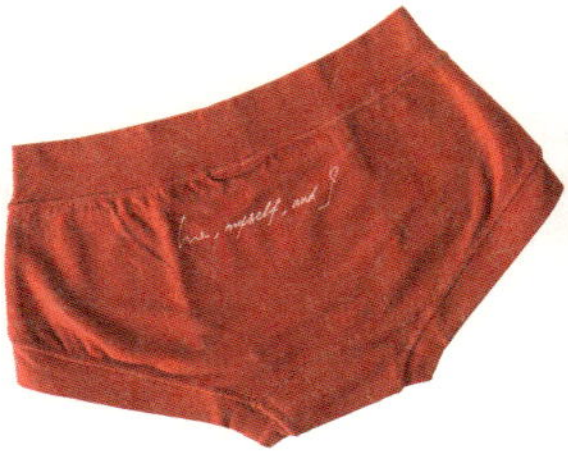

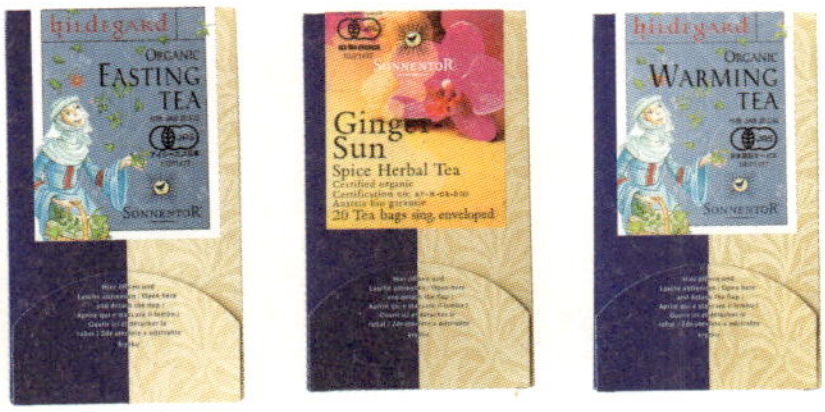

冷えとり達人 三上津香沙さん

オーガニックハーブのブレンドティーは、オーストリアのゾネントールのもの。栽培はもちろん、包装にいたるまで化学処理を一切していないそう。フレッシュな香りと風味は心も癒してくれます。体をあたためるお茶（右）やジンジャーティー（中）も冷えにおすすめですが、断食のお茶もいい（左）のだとか。余分な水分を排出してくれる働きがあるそうです。お尻のプリントがかわいいショーツは、三上さんがディレクションを務めるブランドのもの。オーガニックコットンで、キュートな赤い色は冷えにも効果があるといわれています。

＊ハーブティーの断食のお茶とショーツは、三上さんがディレクションを手がける下記ショップで入手可能
DREAMING OF HOTEL BABYLON
http://www.dreaming-of-hotelbabylon.jp/
＊それ以外のハーブティーについては、下記 HP で
おもちゃ箱（こびとの森）
http://www.kobitonomori.jp

重ね履きの靴下のいろいろ

内田真美さんや服部さん、三上さん、kochiさん、藤田さんが実践している靴下の重ね履き。冷えとり達人のおすすめの重ね履き専用ソックスを紹介します。

me,myself and I

ヘアメイクの三上さんが商品のディレクションをしているおしゃれな重ね履き靴下！　これなら、見た目を心配していた方も安心です。うさぎの会とコラボレートしているものや、ほかにはないハイソックスタイプのものなども。

写真右より、Usagi no kai × MMI　シルク５本指かかと付ソックス、socks over socks ハイソックス（2枚目もしくは4枚目に履く用）、シルクコットンレッグウォーマー（表が綿で裏が絹）

問　DREAMING OF HOTEL BABYLON
http://www.dreaming-of-hotelbabylon.jp/
＊現在は Web ショップのみ購入可
＊写真のものはすべて単品ですが、セットのものもあります

うさぎの会

進藤先生の考えに基づいた靴下を販売している、老舗ショップ。ほかのセットや単品、下着類、雑貨などのほかにもさまざまな商品を取り扱っています。ちなみに１番人気は、４枚目がウールの靴下の、うさぎの休日セットだそう。

写真右より、ひえとりセット、新・上質1日セット、うさぎの休日セット。すべて4枚セットですが、それぞれで内容が少し違います。下の写真はうさぎの休日セットの中身。

問　うさぎの会　http://www.usaginokai.com

マーマーなブックス＆ソックス

murmur magazine から生まれたウェブショップ。ほかのセットや単品での販売もあります。また、絹のタンクトップやショーツ、湯たんぽ、冷えとり健康法の書籍などの取り扱いも。４枚目の靴下のカラーが選べるところがうれしいです。

初心者用4枚重ねばき　冷えとりソックスセット（4枚目に履く1番左の靴下は 13 色の中から選べる）。カバーソックスも充実。

問　マーマーなブックス&ソック
http://murmur-books-socks.com
＊2015年8月2日、岐阜県美濃市にリアルショップがオープン。

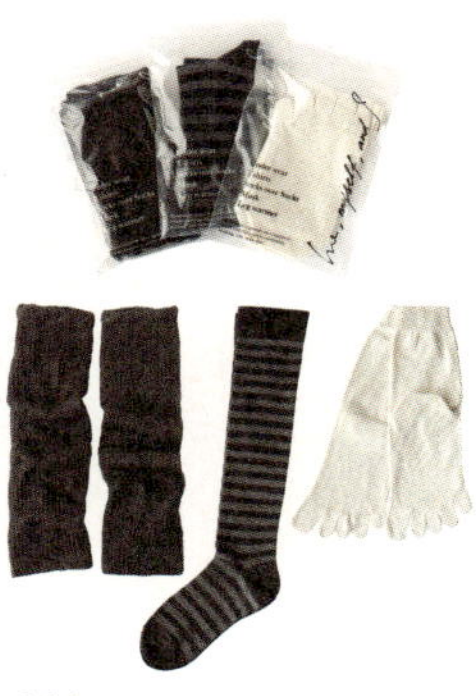

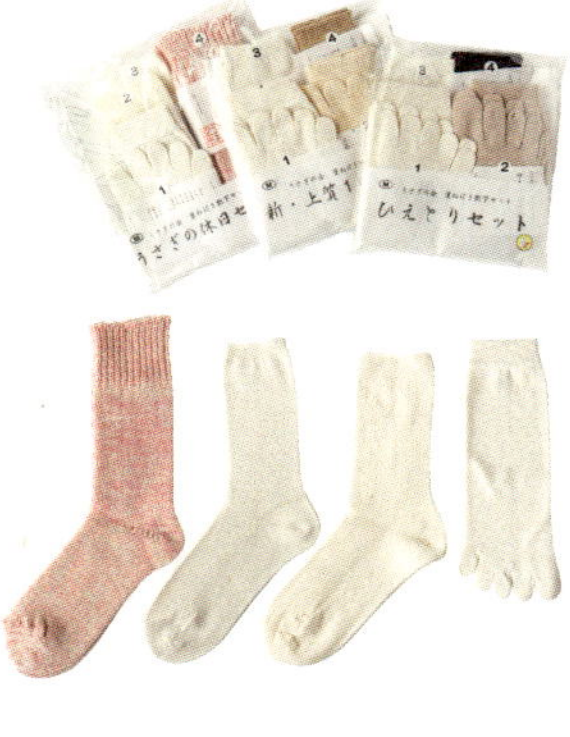

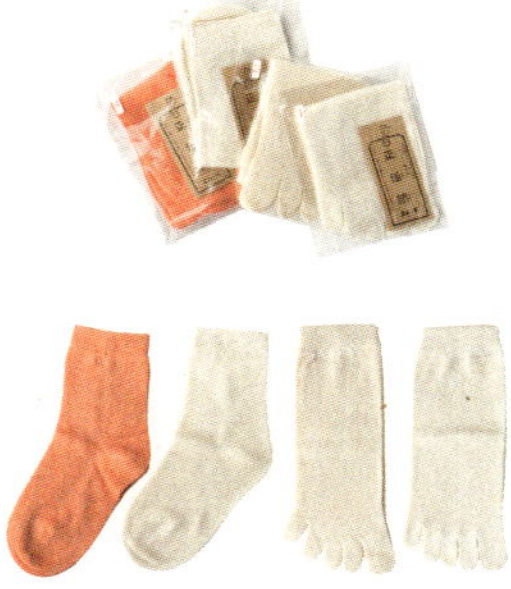

STAFF
デザイン　高市美佳
撮影　回里純子
挿絵　波多野光
校正　西進社

参考文献
『病気にならないカラダ温めごはん』（アスペクト）　川嶋朗著
『冷え取り★美人』（アスペクト）　川嶋朗著

新版 からだを冷やさない、まいにちのおやつ。
2015年8月3日　初版第1刷発行

著者　マイナビ編
発行者　中川信行
発行所　株式会社マイナビ
〒100-0003
東京都千代田区一ツ橋1-1-1パレスサイドビル
TEL　0480-38-6872（注文専用ダイヤル）
TEL　03-6267-4477（販売部）
TEL　03-6267-4403（編集部）
http://book.mynavi.jp

印刷・製本　大日本印刷株式会社

※本書は2011年に刊行された『からだを冷やさない、わたしのおやつ。』の内容に一部変更を加えた再編集版です。
※定価はカバーに記載してあります。
※落丁本、乱丁本はお取り替えいたします。お問い合わせはTEL0480-38-6872（注文専用ダイヤル）、電子メールsas@mynavi.jpまでお願いいたします。
※内容に関するご質問等がございましたら、往復はがき、または封書の場合は返信用切手、返信用封筒を同封の上、出版事業本部編集2部2課までお送りください。

ISBN978-4-8399-5689-9　

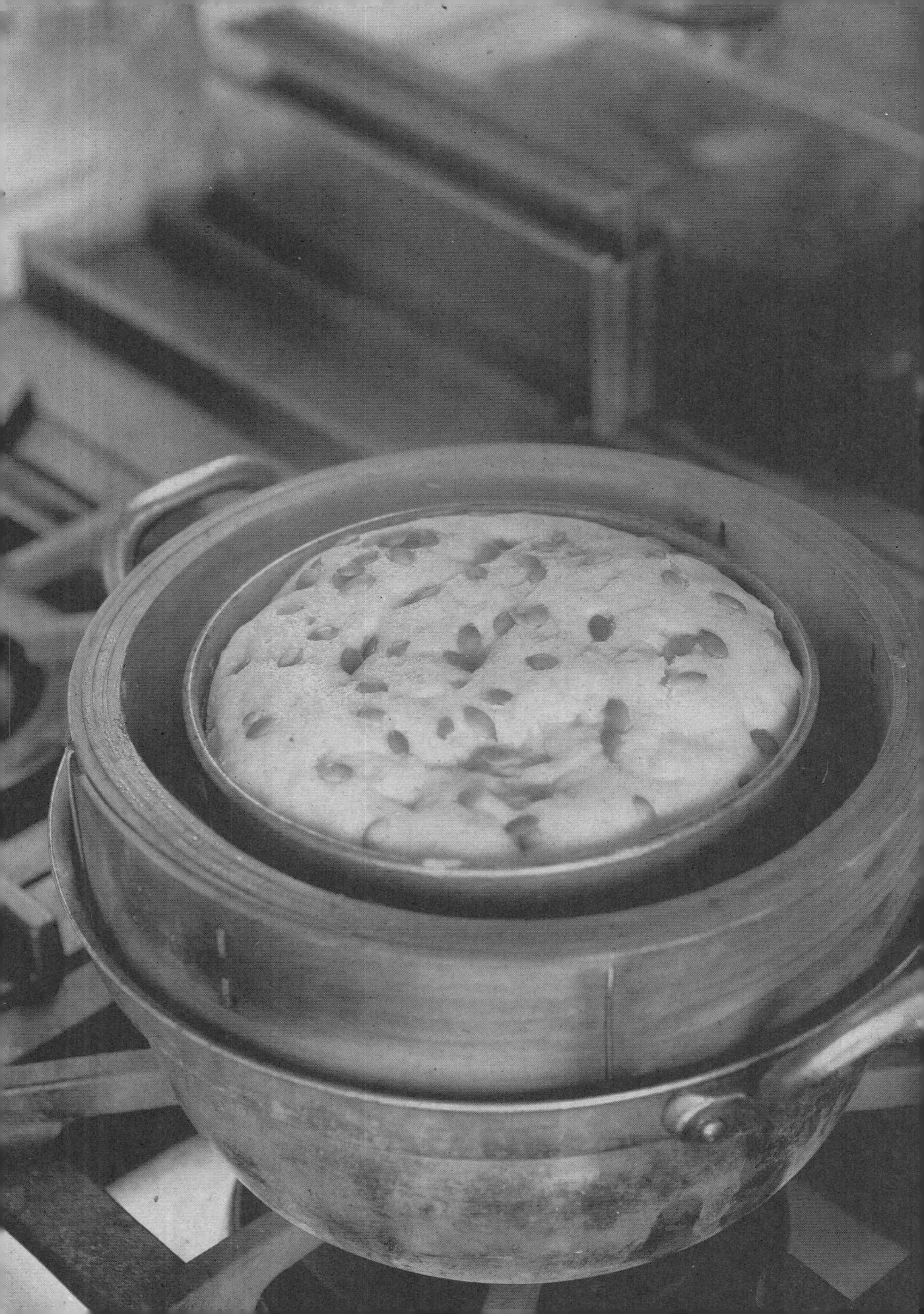